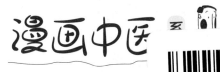

趣味

中医本草

白　极　曹飒丽　编著
北京中医药大学　王　淳　主审

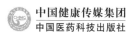
中国健康传媒集团
中国医药科技出版社

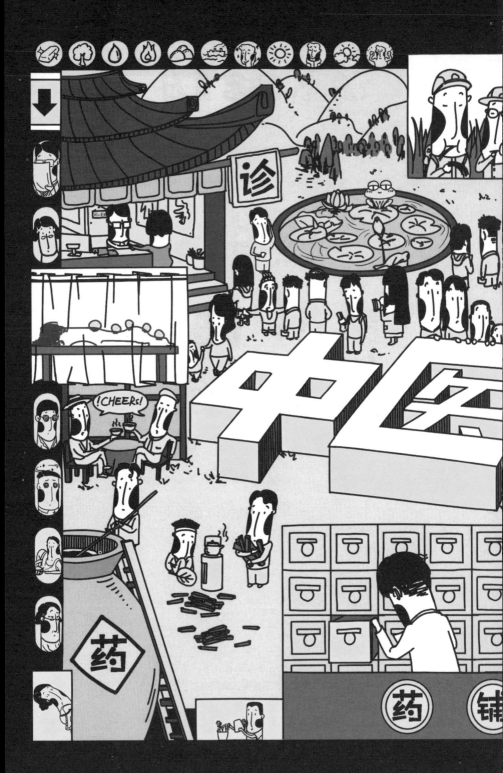

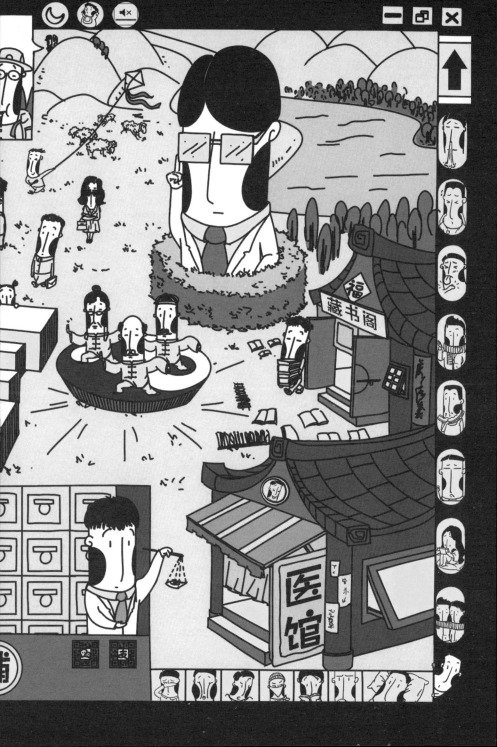

前　言

　　中医药学包含着中华民族的健康养生理念及其实践经验，是中华文明的瑰宝。在数千年的磨砺中，中医学积累了丰富的宝贵经验。从流传几千年的针灸、推拿，到拯救数百万人生命的抗疟药物青蒿素；从泳坛名将菲尔普斯在里约奥运会上，向世界展示了火罐在身上烙下的"中国印"，到 G20 峰会期间，许多外宾和记者朋友寻访中医方面的服务；从一千多年前张仲景因瘟疫流行而潜心研究医学，最终写出了我国第一部临床治疗学方面的巨著《伤寒杂病论》，到近年来中医药在治疗疾病方面取得了明显成效，无不体现了中医药的重要性。《关于促进中医药传承创新发展的意见》指出："传承创新发展中医药是新时代中国特色社会主义事业的重要内容，是中华民族伟大复兴的大事，对于坚持中西医并重、打造中医药和西医药相互补充协调发展的中国特色卫生健康发展模式，发挥中医药原创优势、推动我国生命科学实现创新突破，弘扬中华优秀传统文化、增强民族自信和文化自信，促进文明互鉴和民心相通、推动构建人类命运共同体具有重要意义。"

　　为了帮助渴望了解中医、学习中医的读者更快地迈进中医的大门，漫画中医系列对中医学知识进行了提炼，挑选出最基础、最核心和最实用的知识点，用漫画图解的形式，帮助读者快速理解和掌握。考虑到中医爱好者的实际需求，漫画中医系列从中医基础理论、中医诊断学、中药学、针灸腧穴学等方面入手，希望能从多角度帮助读者学习中医。

特别值得一提的是，漫画中医系列用幽默生动、趣味十足的漫画图解方式，简明而形象地传达出中医学的关键知识点，对于抽象的理论和易混知识点都配以表格、示意图等，为热爱中医、想探究中医奥秘的普通读者开启了一条快乐学中医的新路。同时，本丛书还特邀了北京中医药大学相关学科的教授担任主审，确保内容科学准确。希望本丛书能让更多人从"零"开始走近中医，接触中医，了解中医，感悟中医，用大众最喜爱的方式轻松学习中医，并在日常生活中指导养生保健。

当然，由于时间有限，书中内容难免有不足或欠妥之处。在此诚心恳请广大读者在阅读中及时记录并反馈给我们，以便及时对丛书进行修订完善。

编者

2021 年 8 月

目 录

第一章　中药的渊源

第二章

中药的产地与采集时间都会影响药效

第三章　中药的炮制

第四章　中药的性能

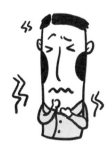

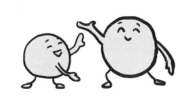

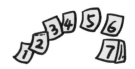

第九章　清热药

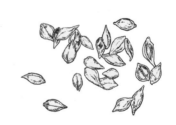

第十章　泻下药

第十四章　温里药

第十五章　理气药

第十六章　消食药

第十七章　止血药

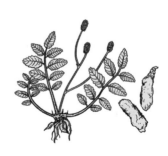

第十八章　活血化瘀药

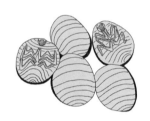

第十九章　化痰止咳平喘药

第二十章 安神药

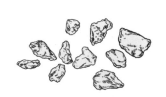

第二十一章 平肝息风药

第二十二章 补虚药

第二十三章　收涩药

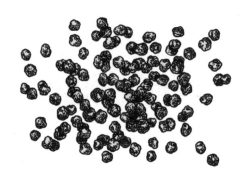

第一章　中药的渊源

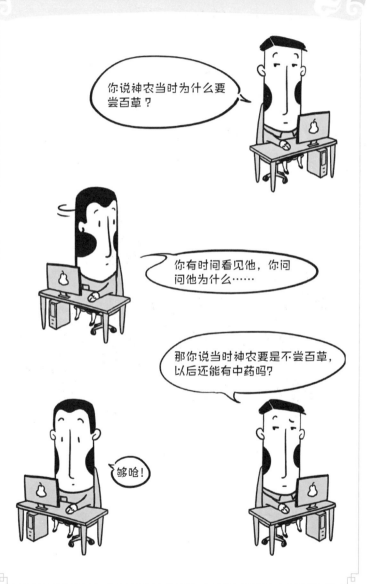

什么是中药

　　中药的发明和应用，在我国有着悠久的历史，独特的理论体系和应用形式。

　　中药是指在中医理论指导下，用于预防、治疗、诊断疾病并具有康复与保健作用的物质。它对维护我国人民健康、促进中华民族的繁衍昌盛做出了重要贡献。

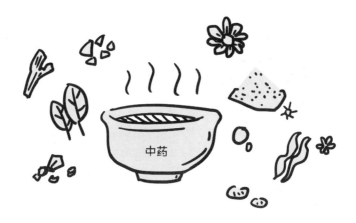

中药的种类有哪些

中药主要来源于天然药及其加工品，包括植物药、动物药、矿物药及部分化学、生物制品类药物。由于中药以植物药居多，故有"诸药以草为本"的说法。

草药、中草药与中药、本草没有质的区别。

民族药是指中国少数民族地区所习用的药物，如藏药、蒙药、维药、傣药、苗药、彝药等。

中成药则是以中药材为原料，在中医药理论指导下，按规定的处方和方法，加工制成一定的剂型，标明药物作用、适应证、剂量、服法，供医生、患者直接选用，符合药品相关法律规定的药物。中成药也就是中药复方或单方使用的成品药剂，自然也是中国传统医药的一个重要组成部分。

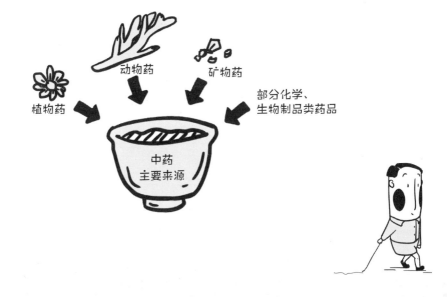

有趣的中药命名

中药命名的方法有很多种。

因药物突出的功效而命名

🥣 **益母草：**功擅活血调经，主治妇女血滞经闭、痛经、月经不调、产后瘀阻腹痛等，为妇科经产要药。

🥣 **防风：**功能祛风息风，防范风邪，主治风病。

🥣 **续断：**功擅行血脉，续筋骨，疗折伤，主治筋伤骨折。

🥣 **千年健：**能祛风湿，强筋骨，主治风、寒、湿痹兼肝肾亏虚，腰膝酸痛，痿软无力。

🥣 **决明子：**功擅清肝明目，主治眼科疾病，为明目佳品。

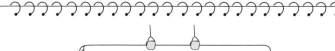

植物药:

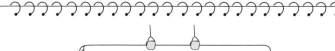 以根茎入药: 芦根、白茅根等。

 以茎入药: 紫苏梗、广藿香梗、荷梗等。

 以根皮入药: 苦楝根皮、桑根白皮等。

 以嫩枝入药: 桑枝、桂枝等。

 以叶片入药: 桑叶、大青叶、紫苏叶等。

 以果实、种子入药: 牛蒡子、紫苏子、莱菔子、枳实、椇实等。

 以花入药: 菊花、旋覆花、款冬花、芫花等。

动物药:

龟甲、鳖甲、刺猬皮、水牛角、羚羊角、黄狗肾、全蝎等则分别是以甲壳、皮部、角、胆、外生殖器、全部虫体等不同的组织器官来命名的。

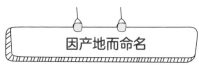

因产地而命名

　　各种药材的生产，无论在产量还是质量方面，都有一定的地域性，自古以来中医药学家非常重视"道地药材"。

黄连、黄柏、续断： 以四川产者为佳，故称川黄连、川黄柏、川续断。

人参： 主产于东北三省，尤以吉林抚松产者为佳，故称吉林参。

茯苓： 以云南产者为佳，故称云苓。

砂仁： 以广东阳春产者为佳，故称阳春砂。

橘皮： 以广东新会产者为佳，故称新会皮、广陈皮。

地黄： 以河南怀庆产者为佳，故称怀地黄。

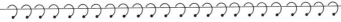

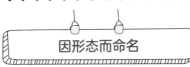

因形态而命名

大腹皮：因形似大腹而命名。

人参：状如人形，功参天地，故名。

乌头：因其块根形似乌鸦之头而命名。

牛膝：因茎节膨大，似牛的膝关节，故名牛膝。

罂粟壳、金樱子：都是因其形状似罂（口小腹大的瓶子）而得名。

马兜铃：则因其似马脖子下挂的小铃铛而得名。

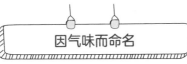

因气味而命名

麝香：因香气远射而得名。

鱼腥草：因其具有浓烈的鱼腥气味而命名。

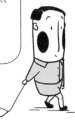

🍵 **丁香、小茴香、安息香、檀香等：** 因具有特殊的香气，故以"香"字命名。

🍵 **败酱草、臭梧桐等：** 因具有特殊臭气而得名。

因滋味而命名

🍵 **五味子：** 因皮肉甘酸，核中辛苦，全果皆有咸味，五味俱全而得名。

🍵 **酸枣仁：** 因其味酸而得名。

🍵 **甘草：** 因其味甘而得名。

🍵 **细辛：** 因其味辛而得名。

🍵 **苦参：** 因其味苦而得名。

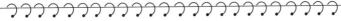

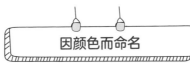

因颜色而命名

🏺 **色黄的中药有：** 黄芩、黄连、黄柏、黄芪、大黄等。

🏺 **色红的中药有：** 红花、红枣、红豆蔻、丹参、朱砂、赤芍等。

🏺 **色黑的中药有：** 乌玄参、墨旱莲等。

🏺 **色青的中药有：** 青黛、青皮、青蒿等。

🏺 **色白的中药有：** 白芷、白果、白矾、葱白、薤白等。

🏺 **色绿的中药有：** 绿萼梅、绿豆等。

🏺 **色紫的中药有：** 紫草、紫参、紫花地丁等。

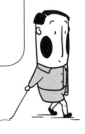

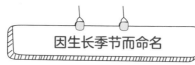

因生长季节而命名

🪴 **半夏：** 在夏季的一半（农历五月间）采收，故名。

🪴 **金银花：** 以花蕾入药，花初开时洁白如银，数天后变为金黄，黄白相映，鲜嫩悦目，故名金银花，其中以色白的花蕾入药为好，故简称银花。

🪴 **夏枯草、夏天无等：** 都是生长到夏至后枯萎，故冠以夏字。

🪴 **冬虫夏草：** 是指冬虫夏草菌寄生在蝙蝠蛾科昆虫幼虫的子座与虫体，因夏天在越冬蛰土的虫体上生出子座形的草菌而得名。

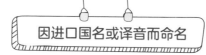

因进口国名或译音而命名

安息香、苏合香就是以古代安息国、苏合国的国名来命名。

有的在药名上冠以"番""胡""西"等字样，以说明当初并不是国产的药物，如番泻叶、番木鳖、胡椒、胡麻仁、西红花、西洋参等。

有些外来药，由于没有适当的药名，则以译音为名，如诃黎勒、曼陀罗等。

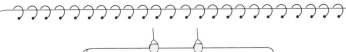

因避讳而命名

在封建时代，人们为了避帝王的名讳，给药物也改换名称。

🌱 **延胡索**：始载《开宝本草》，原名玄胡索，简称玄胡，后因避宋真宗讳，改"玄"为"延"，称延胡索、延胡，至清代避康熙（玄烨）讳，又改"玄"为"元"，故又称元胡索、元胡。

🌱 **玄参**：因避清代康熙（玄烨）讳，改"玄"作"元"而得元参之名。

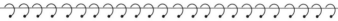

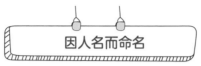

因人名而命名

🏺 **使君子**：相传是潘州郭使君治疗儿科病的常用药。

🏺 **牵牛子**：传说是由田野老人牵牛谢医而得名。

🏺 **刘寄奴**：相传是由南朝宋武帝刘裕发现的，因刘裕小名为刘寄奴，故而得名。

🏺 **何首乌**：据说是古代一位姓何的老人，因采食此药，120岁仍然须发乌黑发亮，故名何首乌。

🏺 **杜仲**：相传是古代有一位叫杜仲的人，因服食此药而得道，后人遂以杜仲而命名。

其他如徐长卿等，皆与传说有关。

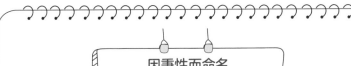

因秉性而命名

肉苁蓉： 为肉质植物，补而不峻，药性从容和缓，故名肉苁蓉。

沉香： 以体重性沉降，入水沉于底者为佳，故而得名。

王不留行： 性走而不守，其通经下乳之功甚速，虽有帝王之命也不能留其行，故名王不留行。

急性子： 因秉性急猛异常而得名。

其他如浮小麦浮于水上、磁石有磁性、滑石性滑腻、阿胶呈胶状等，均与秉性有关。

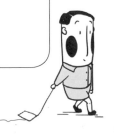

第二章 中药的产地与采集时间都会影响药效

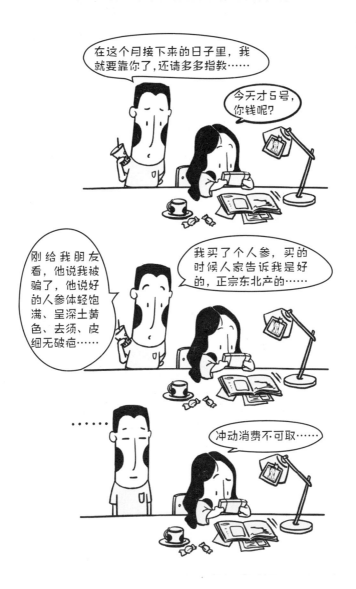

中药的产地对药效有很大影响

俗话说："一方水土养一方人。"对于中药也是一样。各种药材的生产，无论品种、产量和质量都有一定的地域性。所谓道地药材，又称地道药材，是优质纯真药材的专用名词，是指历史悠久、产地适宜、品种优良、产量宏丰、炮制考究、疗效突出、带有地域特点的药材。下面是一些地道药材的产地。

道地药材	产地
当归	甘肃
枸杞	宁夏
大黄	青海
黄芪	内蒙古
人参、细辛、五味子	东北
党参	山西
地黄、牛膝、山药、菊花	河南
三七、茯苓	云南
黄连、川芎、川贝母、乌头	四川
阿胶	山东
浙贝母	浙江
薄荷	江苏
陈皮、砂仁	广东

中药的采集时间会影响药效

中药的采集时间也是有讲究的。动、植物在其生长发育的不同时期，其药用部分所含有效及有害成分各不相同。一般来讲，以入药部分的成熟程度为依据，在有效成分含量最高的时节采集。

全草	大多数在植物枝叶茂盛、花朵初开时采集，从根以上割取地上部分	如益母草、荆芥、紫苏、豨莶草等。如须连根入药的则可拔起全株，如蒲公英、车前草、紫花地丁等。而须用带叶花梢的更需适时采收，如夏枯草、薄荷等
叶类	通常在花蕾将要或正在盛开的时候，此时叶片茂盛、性味完壮、药力雄厚，最适于采收	如枇杷叶、荷叶、大青叶、艾叶等。有些特定的药物如桑叶，需在深秋经霜后采集
花、花粉	一般采收未开放的花蕾或刚开放的花朵，以免香味散失、花瓣散落而影响质量	如野菊花、金银花、月季花、旋覆花等。对花期短的植物或花朵次第开放者，应分次及时摘取。蒲黄、天花粉之类以花粉入药者，则须在花朵盛开时采取

果实、种子	除青皮、枳实、覆盆子、乌梅等少数药材要在果实未成熟时采收果皮或果实外，一般都在果实成熟时采收。如瓜蒌、槟榔、马兜铃等。以种子入药的，通常在完全成熟后采集，如莲子、银杏、沙苑子、菟丝子等	有些既用全草又用种子入药的，可在种子成熟后割取全草，将种子打下后分别晒干贮存，如车前子、紫苏子等。有些种子成熟时易脱落，或果壳易裂开，种子散失者，如小茴香、牵牛子、豆蔻、凤仙子等，则应在刚成熟时采收。容易变质的浆果如枸杞子、女贞子等，最好在略熟时于清晨或傍晚时分采收
根、根茎	一般以秋末或春初即二月、八月采收为佳，因为春初"津润始萌，未充枝叶，势力淳浓""至秋枝叶干枯，津润归流于下"，且"春宁宜早，秋宁宜晚"	如天麻、葛根、玉竹、大黄、桔梗、苍术等。但也有少数例外，如半夏、太子参、延胡索等则要在夏天采收
树皮、根皮	通常在春、夏时节植物生长旺盛，植物体内浆液充沛时采集，此时药性较强，疗效较高，并容易剥离	如黄柏、杜仲、厚朴等。有些植物根皮则以秋后采收为宜，如牡丹皮、苦楝皮、地骨皮等
动物昆虫类药材	为保证药效也必须根据生长活动季节采集，如一般潜藏在地下的小动物全蝎、土鳖虫、地龙、蟋蟀、蝼蛄、斑蝥等虫类药材，大都在夏末秋初捕捉其虫，因为此时气温高，湿度大，宜于生长，是采收的最好季节	桑螵蛸为螳螂的卵鞘，露蜂房为马蜂的蜂巢，这类药材多在秋季卵鞘、蜂巢形成后采集，并用开水煮烫以杀死虫卵，以免来年春天孵化成虫。蟾酥为蟾蜍耳后腺分泌物干燥而成，此药宜在夏、秋两季捕捉蟾蜍加工采收。一般大动物类药材宜在秋季猎取，唯有鹿茸必须在春季清明节前后雄鹿所生幼角尚未骨化时采收，此时质量最好
矿物药材	全年皆可采收，不拘时间，择优采选即可	

第三章　中药的炮制

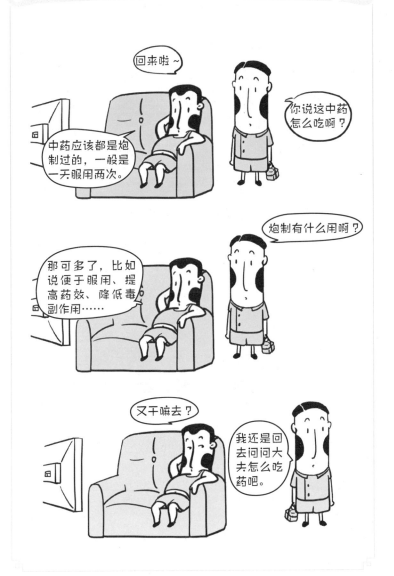

炮制的目的

炮制，泛指药材的加工处理，如切饮片、炙、煅、蒸、淬等。中药来源于植物、矿物和动物等，但这些药料大多不能直接入药，因为有的药物有毒性不能直接服用，有的因易于变质而不便久存，有的需去除非药用部分或恶劣气味。中药经过炮制后入药，是中医用药的特点之一。

纯净药材，保证质量，分拣药物，区分等级

如石膏需要挑出沙石。同一药物，来源不同，入药部位还需分拣入药，如麻黄（茎）、麻黄根，荷叶、莲子等。人参、三七等贵重药材尚须分拣，区分优劣等级。

切制饮片，便于调剂制剂

矿物介壳类药物如灵磁石、代赭石、石决明、牡蛎等，经烧、醋淬等炮制处理，使之酥脆，是为了易于煎出有效成分。

干燥药材，利于贮藏

如种子药材白扁豆、赤小豆等，必须加热干燥，才能防止变质。再如桑螵蛸、露蜂房、刺猬皮等动物药，如不经炮制则很难保存。药材的酒制品、醋制品均有防腐作用。

矫味、矫臭，便于服用

如酒制乌梢蛇、醋炙五灵脂、麸炒僵蚕、滑石烫刺猬皮、水漂海藻、麸炒斑蝥等。

降低毒副作用，保证安全用药

如巴豆压油取霜，醋煮甘遂、大戟，酒炒常山、甘草、金银花水煮川乌、草乌，姜矾水制南星、半夏，胆巴水制附子等，均能降低毒副作用。

增强药物功能，提高临床疗效

如延胡索醋制以后能增强活血止痛作用；麻黄、紫菀、款冬花蜜制后可增强润肺止咳作用；红花酒制后可使活血作用增强；淫羊藿用羊脂炙后能增强补肾助阳作用。

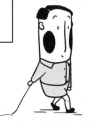

改变药物性能，扩大应用范围

如生地黄功专清热凉血、滋阴生津，而酒制成熟地黄后则为滋阴补血、生精填髓之品。生首乌补益力弱且不收敛，能截疟解毒、润肠通便，而经黑豆汁拌蒸成制首乌后功专滋补肝肾、补益精血、涩精止崩。

引药入经，便于定向用药

如知母、黄柏、杜仲经盐水炙后，可增强入肾经的作用；柴胡、香附、青皮经醋炙后，可增强入肝经的作用。

炮制的方法

修治

是指经过纯净药材、粉碎药材、切制药材等步骤，为进一步的加工贮存、调剂、制剂和临床用药做好准备。

水制

是指用水或其他辅料处理药材的方法。其目的主要是清洁药物、除去杂质、软化药物、便于切制、降低毒性及调整药性等。

火制

是将药物经火加热处理的方法。

水火共制

煮法： 是将药物与水或辅料置锅中同煮的方法。此法可以减低药物的毒性、烈性或附加成分，增强药物的疗效。

蒸法： 是以水蒸气或附加成分将药物蒸熟的加工方法，分为清蒸与加辅料蒸两种方法。

炖法： 是蒸法的演变和发展，其方法是将药物置于钢罐中或搪瓷器皿中，同时加入一定的液体辅料，盖严后，放入水锅中炖一定时间。其优点是不致使药效走失、辅料挥发掉，如炖制熟地黄及黄精等。

潬法： 是将药物快速放入沸水中短暂潦过，立即取出的方法。常用于种子类药物的去皮及肉质多汁类药物的干燥处理。前者如苦杏仁、桃仁、扁豆去皮；后者如马齿苋、天门冬晒干贮存。

其他制法

制霜：中药霜制品包括有药物榨去油质之残渣。

发酵：即在一定条件（温度等）下使药物发酵，从而改变原来药物的性质，可增强和胃消食的作用。

精制：多为水溶性天然结晶药物，先经过水溶除去杂质，再经浓缩、静置后析出结晶即成。

药拌：药物中加入其他辅料拌染而成。

第四章　中药的性能

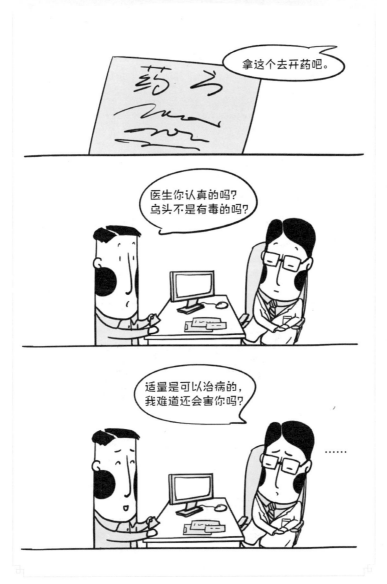

中药的四气是什么

中药虽然是物质，但是我们给它赋予了"温度"。中药有寒、热、温、凉四种不同的药性，称为四气，又称四性。

寒凉属阴，温热属阳，寒凉与温热是相对立的两种药性，而寒与凉、温与热之间则仅是程度上的不同，即"凉次于寒""温次于热"。

寒冷冬季无实热证者不要随便使用寒药，以免损伤阳气；炎热夏季无寒证者不要随便使用热药，以免伤津化燥。

另外，除四性以外还有一类平性药，它是指寒热界限不明显、药性平和、作用较缓和的一类药，如党参、山药、甘草、天麻等。

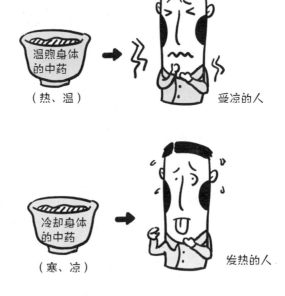

温煦身体的中药
（热、温）

受凉的人

冷却身体的中药
（寒、凉）

发热的人

什么是中药的五味

五味是指药物有酸、苦、甘、辛、咸五种不同的味道，因而具有不同的治疗作用。

五味也具有阴阳五行的属性："酸入肝（属木），苦入心（属火）、甘入脾（属土），辛入肺（属金），咸入肾（属水）。"

"辛散、酸收、甘缓、苦坚、咸软。"这是对五味作用的最早概括。

辛	"能散、能行"，即具有发散、行气行血的作用	解表药、行气药、活血药多具有辛味	多用治表证及气血阻滞之证
甘	"能补、能和、能缓"，即具有补益、和中、调和药性和缓急止痛的作用	滋养补虚、调和药性及制止疼痛的药物多具有甘味	多用治正气虚弱、身体诸痛及调和药性、中毒解救等。如人参大补元气，熟地黄滋补精血，饴糖缓急止痛，甘草调和药性并解药食中毒等
酸	"能收、能涩"，即具有收敛固涩的作用	固表止汗、敛肺止咳、涩肠止泻、固精缩尿、固崩止带的药物多具有酸味	多用治体虚多汗、肺虚久咳、久泻肠滑、遗精滑精、遗尿尿频、崩带不止等证。如五味子固表止汗，乌梅敛肺止咳，五倍子涩肠止泻，山茱萸涩精止遗，赤石脂固崩止带等

苦	"能泄、能燥、能坚",即具有清泄火热、泄降气逆、通泄大便、燥湿、坚阴(泻火存阴)等作用	清热泻火、下气平喘、降逆止呕、通利大便、清热燥湿、苦温燥湿、泻火存阴的药物多具有苦味	多用治热证、火证、喘咳、呕恶、便秘、湿证、阴虚火旺等。如黄芩、栀子清热泻火,苦杏仁、葶苈子降气平喘,陈皮降逆止呕,大黄、枳实泄热通便,龙胆、黄连清热燥湿,苍术、厚朴苦温燥湿,知母、黄柏泻火存阴等
咸	"能下、能软",即具有泻下通便、软坚散结的作用	泻下或润下通便及软坚散结的药物多具有咸味	多用治大便燥结、痰核、瘰疬、癥瘕痞块等。如芒硝泄热通便,海藻、牡蛎消散瘰疬,鳖甲软坚散结等。咸走血即以水胜火之意,如大青叶、玄参、紫草、青黛、白薇都具有咸味,均入血分,同具有清热凉血解毒之功

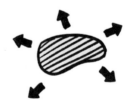

属性为酸味的中药
从肝散布到全身

属性为苦味的中药
从心散布到全身

什么是中药的升降浮沉

升降浮沉表明了药物作用的定向概念，升浮属阳，沉降属阴。

升	即上升提举，趋向于上
浮	即向外发散，趋向于外
降	即下达降逆，趋向于下
沉	即向内收敛，趋向于内

凡味属辛、甘，气属温、热的药物大多是升浮药，如麻黄、升麻、黄芪等。凡味属苦、酸、咸，性属寒、凉的药物大多是沉降药，如大黄、芒硝、山楂等。

花、叶、皮、枝等质轻的药物大多是升浮药，如紫苏叶、菊花、蝉衣等。种子、果实、矿物、贝壳及质重的药物大多是沉降药，如紫苏子、枳实、牡蛎、代赭石等。

但有例外的特殊药物，如旋覆花虽然是花，但功能降气消痰、止呕止噫，药性沉降而不升浮。苍耳子虽然是果实，但功能通窍发汗、散风除湿、药性升浮而不沉降，故有"诸花皆升，旋覆独降。诸子皆降，苍耳独升"之说。

另外，部分药物具有双向性，如川芎能上行头目、下行血海，白花蛇能内走脏腑、外彻皮肤。

病变部位在上在表者宜升浮不宜沉降，如外感风热则应选用薄荷、菊花等升浮药来疏散；病变部位在下在里者宜沉降不宜升浮，如热结肠燥大便秘结者则应选用大黄、芒硝等沉降药来泄热通便。

病势上逆者，宜降不宜升，如肝阳上亢头晕目眩者，则应选用代赭石、石决明等沉降药来平肝潜阳；病势下陷者，宜升不宜降，如气虚下陷久泻脱肛者，则应选用黄芪、升麻、柴胡等升浮药来升阳举陷。

中药的归经

归经是指药物对于机体某部分的选择性，即某药对某些脏腑经络有特殊的亲和性，因而对这些部位的病变起着主要或特殊的治疗作用，药物的归经不同，其治疗作用也不同。

归经依据	举例
以药物的色与味作为归经依据	如味辛、色白入肺、大肠经；味苦、色赤入心、小肠经
以药物的质地轻重作为归经依据	如磁石、代赭石重镇入肝；桑叶、菊花轻浮入肺
以形、气作为归经依据	如麝香芳香开窍入心经；佩兰芳香醒脾入脾经；连翘像心而入心经，清心降火

四气五味只是说明药物具有不同的寒热属性和治疗作用，升降浮沉只是说明药物的作用趋向。二者都缺乏明确

的定位概念，只有归经理论才把药物的治疗作用与病变所在的脏腑经络部位有机地联系了起来。

药物同归肺经的不同情况	举例
同归肺经的药物，由于四气的不同，其治疗作用也不同	如紫苏温散肺经风寒，薄荷凉散肺经风热，干姜性热温肺化饮，黄芩性寒清肺泻火
同归肺经的药物，由于五味的不同，其治疗作用也不同	如乌梅酸收固涩、敛肺止咳，麻黄辛以发表、宣肺平喘，党参甘以补虚、补肺益气，陈皮苦以下气、止咳化痰，蛤蚧咸以补肾、益肺平喘
同归肺经的药物，因其升降浮沉之性的不同，其治疗作用也不同	如桔梗、麻黄药性升浮，故能开宣肺气、止咳平喘。苦杏仁、紫苏子药性降沉，故能降肺气、止咳平喘

古代毒性的概念

古代常常把毒药作为一切药物的总称，而把药物的毒性作为药物的偏性。古代还把毒性当作是药物毒副作用大小的标志。把药物毒性强弱分为大毒、常毒、小毒、无毒四类。

现代药物毒性的概念

所谓毒性一般系指药物对机体所产生的不良影响及损害，包括有急性毒性、亚急性毒性、亚慢性毒性、慢性毒性和特殊毒性（如致癌、致突变、致畸胎、成瘾等）。毒药一般系指对机体发生化学或物理作用，能损害机体、引起功能障碍疾病甚至死亡的物质。

中药的副作用有别于毒性作用。副作用是指在常用剂量时出现与治疗需要无关的不适反应，一般比较轻微，对机体危害不大，停药后可自行消失。如临床常见服用某些中药可引起恶心、呕吐、胃痛腹泻或皮肤瘙痒等不适反应。中药副作用的产生与药物自身特性、炮制、配伍、制剂等多种因素有关。

过敏反应也属于不良反应范围，其症状轻者可见瘙痒、皮疹、胸闷、气急，重者可引起过敏性休克，除药物因素外，多与患者体质有关。中药常见一药多效能，如常山既可解疟，又可催吐，若用治疟疾，则催吐就是副作用，可见中药副作用还有一定的相对性。

产生中药中毒的主要原因

俗话说："是药三分毒。"产生中药中毒的主要原因有以下几点。

剂量过大

如砒霜、胆矾、斑蝥、蟾酥、马钱子、附子、乌头等毒性较大的药物，若用量过大，或时间过长可导致中毒。

误服伪品

如误以华山参、商陆代人参，独角莲代天麻使用，即可导致中毒。

炮制不当

如使用未经炮制的生附子、生乌头，则可导致中毒。

制剂服法不当

如乌头、附子中毒，多因煎煮时间太短，或服后受寒、进食生冷导致的。

配伍不当

如甘遂与甘草同用，乌头与瓜蒌同用而致中毒。

其他

药不对证、自行服药、乳母用药及个体差异也是引起中毒的原因。

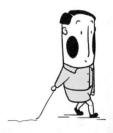

第五章　中药的配伍

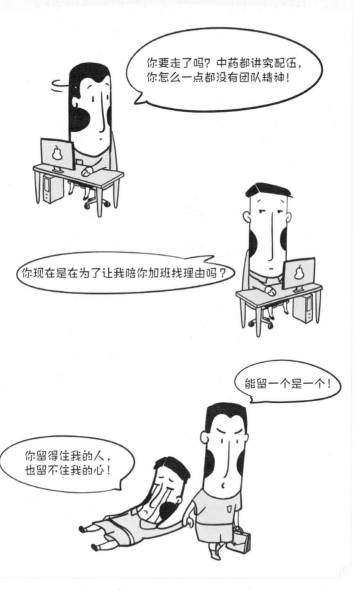

中药配伍是扬长避短的最好诠释

　　中药配伍是按照病情的不同需要和药物的不同特点，有选择地将两种或两种以上的药物合在一起使用。多种药物配合应用，既照顾到复杂病情，又增加了疗效，减少了毒副作用。

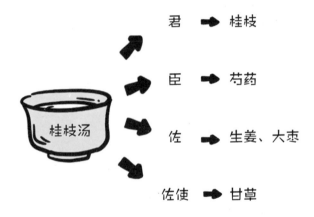

君 ➡ 桂枝

臣 ➡ 芍药

佐 ➡ 生姜、大枣

佐使 ➡ 甘草

桂枝汤

中药配伍的具体内容有哪些

中药配伍，主要分七个方面，即"七情"。

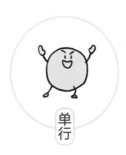

单行

是单用一味药来治疗某种病情单一的疾病。如马齿苋治疗痢疾，夏枯草膏消瘿瘤，益母草膏调经止痛，鹤草根芽驱除绦虫，柴胡针剂发汗解热，丹参片剂治疗胸痹绞痛等。

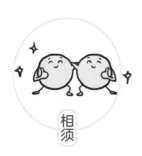

相须

是两种功效类似的药物配合应用，可以增强原有药物的功效。如麻黄配桂枝，能增强发汗解表、祛风散寒的作用；知母配浙贝母，可以增强养阴润肺、化痰止咳的功效；附子、干姜配合应用，可增强温阳守中、回阳救逆的功效；陈皮配半夏，可加强燥湿化痰、理气和中之功。

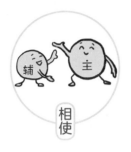

相使

是以一种药物为主，另一种药物为辅，两药合用，辅药可以提高主药的功效。如黄芪配茯苓治脾虚水肿，黄芪为健脾益气、利尿消肿的主药，茯苓淡渗利湿，可增强黄芪益气利尿的作用；枸杞子配菊花治目暗昏花，枸杞子为补肾益精、养肝明目的主药，菊花清肝泻火，兼能益阴明目，可以增强枸杞补虚明目的作用。

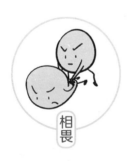

相畏

就是一种药物的毒副作用能被另一种药物所抑制。如半夏畏生姜，即生姜可以抑制半夏的毒副作用，生半夏可"戟人咽喉"，令人咽痛音哑，用生姜炮制后成姜半夏，其毒副作用大为减轻；甘遂畏大枣，大枣可抑制甘遂峻下逐水、减伤正气的毒副作用；熟地黄畏砂仁，砂仁可以减轻熟地黄滋腻碍胃、影响消化的副作用。

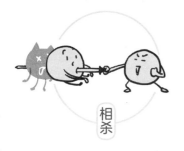

相杀

是一种药物能够消除另一种药物的毒副作用。如金钱草杀雷公藤毒，麝香杀苦杏仁毒，绿豆杀巴豆毒，生白蜜杀乌头毒，防风杀砒霜毒等。

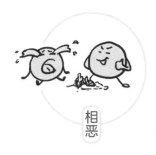

相恶

是一种药物能破坏另一种药物的功效。如人参恶莱菔子，莱菔子能削弱人参的补气作用；生姜恶黄芩，黄芩能削弱生姜温胃止呕的作用。

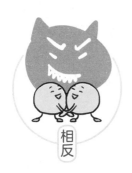

相反

是两种药物同用能产生剧烈的毒副作用。如甘草反甘遂，川贝母、浙贝母反乌头等用药禁忌"十八反""十九畏"中的若干药物。

相畏和相杀没有质的区别，是从自身的毒副作用受到对方的抑制和自身能消除对方毒副作用两种不同角度提出来的配伍方法，也就是同一配伍关系的两种不同提法。

把两药合用，能起到协同作用，增强药效，或消除毒副作用，抑其所短，专取所长，或产生与原药各不相同的新作用等经验配伍，统称为"药对"或"对药"。

药物的配伍应用是中医用药的主要形式，药物按一定法度加以组合，并确定一定的分量比例，制成适当的剂型，即是方剂。

第六章　用药禁忌

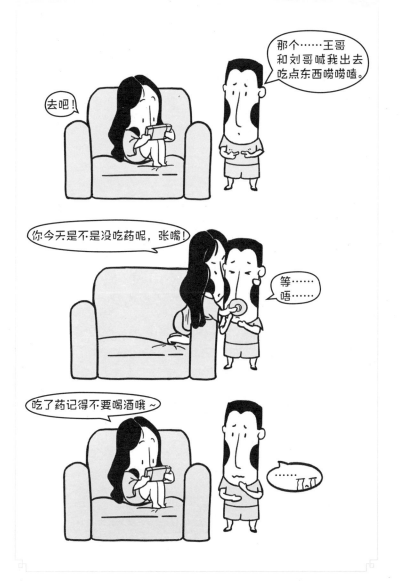

中药的配伍禁忌

　　某些药物合用会产生剧烈的毒副作用或降低和破坏药效，因而应该避免配合应用。金元时期将相反的药概括为"十八反""十九畏"，累计 37 种，并编成歌诀，便于诵读。

> 本草明言十八反，半蒌贝蔹及攻乌，
> 藻戟遂芫俱战草，诸参辛芍叛藜芦。

　　以上为"十八反"歌诀，共载相反中药 18 种，即乌头反贝母（川贝母、浙贝母）、瓜蒌、半夏、白及、白蔹，甘草反甘遂、大戟、海藻、芫花，藜芦反人参、丹参、玄参、沙参、细辛、芍药。

> 硫黄原是火中精，朴硝一见便相争，
> 水银莫与砒霜见，狼毒最怕密陀僧，
> 巴豆性烈最为上，偏与牵牛不顺情，
> 丁香莫与郁金见，牙硝难合京三棱，
> 川乌草乌不顺犀，人参最怕五灵脂，
> 官桂善能调冷气，若逢石脂便相欺，
> 大凡修合看顺逆，炮爁炙煿莫相依。

以上为"十九畏"歌诀，指出了共 19 种相畏（反）的药物，即硫黄畏朴硝，狼毒畏密陀僧，巴豆畏牵牛子，丁香畏郁金，川乌、草乌畏犀角，牙硝畏三棱，官桂畏赤石脂，人参畏五灵脂。

证候禁忌

由于药物的药性不同，其作用各有专长和一定的适应范围，因此，临床用药也就有所禁忌，称为证候禁忌。

麻黄性味辛温，既能发汗解表、散风寒，又能宣肺平喘、利尿，故只适用于外感风寒表实无汗或肺气不宣的喘咳，而对表虚自汗及阴虚盗汗、肺肾虚喘则应禁止使用。

黄精甘平，能滋阴补肺、补脾益气，主要用于肺虚燥咳、脾胃虚弱及肾虚精亏的病证。但因其性质滋腻，易助湿邪，因此，凡脾虚有湿、咳嗽痰多以及中寒便溏者不宜服用。

妊娠用药禁忌

妊娠用药禁忌是指妇女妊娠期治疗疾病的用药禁忌。

妇女妊娠期慎用的药物包括通经祛瘀、行气破滞及辛热滑利之品，如桃仁、红花、牛膝、大黄、枳实、附子、肉桂、干姜、木通、冬葵子、瞿麦等。

妇女妊娠期禁用的药物是指毒性较强或药性猛烈的药

物，如巴豆、牵牛子、大戟、商陆、麝香、三棱、莪术、水蛭、斑蝥、雄黄、砒霜等。

凡禁用的药物绝对不能使用，慎用的药物可以根据病情的需要，斟酌使用。

服药饮食禁忌

服药饮食禁忌是指服药期间对某些食物的禁忌，又简称食忌，也就是通常所说的"忌口"。患者在服药期间，一般应忌食生冷、油腻、腥膻、有刺激性的食物。

◇**热性病患者** 应忌食辛辣、油腻、煎炸性食物。

◇**寒性病患者** 应忌食生冷食物、清凉饮料等。

◇**胸痹患者** 应忌食肥肉、脂肪、动物内脏及烟、酒等。

◇**肝阳上亢之头晕目眩、烦躁易怒者** 应忌食胡椒、辣椒、大蒜、白酒等辛热助阳之品。

◇**黄疸胁痛者** 应忌食动物脂肪及辛辣、烟酒刺激物品。

◇**脾胃虚弱者** 应忌食油炸滋腻、寒冷固硬、不易消化的食物。

◇**肾病水肿患者** 应忌食盐、碱过多的食物和酸辣太过的刺激食品。

◇**疮疡、皮肤病患者** 应忌食鱼、虾、蟹等腥膻发物及辛辣刺激性食品。

另外，根据古代文献记载，发现甘草、黄连、桔梗、乌梅忌猪肉，鳖甲忌苋菜，常山忌葱，地黄、何首乌忌葱、蒜、萝卜，丹参、茯苓、茯神忌醋，土茯苓、使君子忌茶，薄荷忌蟹肉，蜜反生葱，柿反蟹等，这些也应作为服药禁忌的参考。

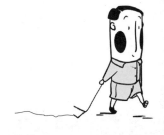

第七章　中药的剂量与用法

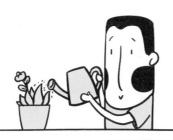

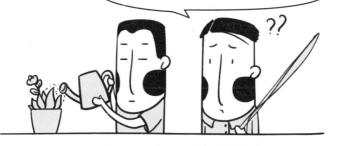

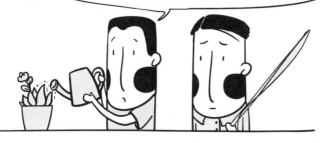

中药的剂量

　　中药的剂量是指临床应用时的分量，主要指每味药的成人1日用量，其次指方剂中每味药之间的比较分量，也称相对剂量。

　　确定中药的剂量，应考虑以下因素。

药物性质

　　剧毒药或作用峻烈的药物，应严格控制剂量，开始时用量宜轻，逐渐加量，一旦病情好转，应当立即减量或停服。花、叶、皮、枝等量轻质松及性味浓厚、作用较强的药物用量宜小。矿物、介壳等量重质密及性味淡薄、作用温和的药物用量宜大。鲜品药材含水分较多，用量宜大（一般为干品的4倍）。干品药材用量当小。

剂型、配伍

　　一般情况下，同样的药物入汤剂比入丸、散剂的用量要大些。单味药使用比复方中应用剂量要大些。复方配伍使用时，主要药物比辅助药物用量要大些。

年龄、体质、病情

一般老年、小儿、妇女产后及体质虚弱的患者，都要减少用量，成人及平素体质壮实的患者用量宜大。一般 5 岁以下的小儿用量为成人药量的 1/4。5 岁以上的儿童按成人用量减半服用。一般病情轻、病势缓、病程长者用量宜小，病情重、病势急、病程短者用量宜大。

季节变化

夏季发汗解表药及辛温大热药不宜多用，冬季发汗解表药及辛温大热药可以多用。夏季苦寒降火药用量宜重，冬季苦寒降火药用量宜轻。

除了剧毒药、峻烈药、精制药及某些贵重药外，一般中药常用内服剂量为 5~10g，部分中药常用较大剂量为 15~30g，新鲜药物常用量为 30~60g。

汤剂煎煮法

1 **煎药用具**

以砂锅、瓦罐为好，铝锅、搪瓷罐次之，忌用钢铁锅。

2 煎药用水

以水质洁净新鲜为好。

3 煎药火候

文火，是指使温度上升及水液蒸发缓慢的火候。武火，又称急火，是指使温度上升及水液蒸发迅速的火候。

4 煎煮方法

先将药材浸泡30~60分钟，用水量以高出药面为度。一般中药煎煮2次，第2煎加水量为第1煎的1/3~1/2。两次煎液去渣、滤净、混合后分2~3次服用。

一般来讲，解表药宜武火煎煮，时间宜短，煮沸后煎3~5分钟即可。补养药需用文火慢煎，时间宜长，煮沸后再续煎30~60分钟。

某些药物因其质地不同，煎法比较特殊，需在处方上加以注明。

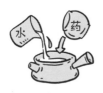

1.放入1日剂量的中药和适量的水。

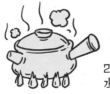

2.先用大火煮开，再用小火煮至水量剩下一半。

3.分2~3次服用。

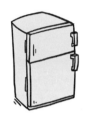

4.剩余汤药应该放置在阴凉处保存。

◦先煎◦ 主要指一些有效成分难溶于水的金石、矿物、介壳类药物，应打碎先煎，煮沸 20~30 分钟，再与其他药物同煎。如磁石、代赭石、生石膏、寒水石、紫石英、龙骨、牡蛎、海蛤壳、瓦楞子、珍珠母、石决明、龟甲、鳖甲等。附子、乌头等毒副作用较强的药物，宜先煎 45~60 分钟后再下其他药，这样可以降低毒性。

◦后下◦ 主要指一些气味芳香的药物，久煎使其有效成分易于挥发而降低药效，须在其他药物煎沸 5~10 分钟后放入。如薄荷、青蒿、香薷、木香、砂仁、沉香、豆蔻、草豆蔻等。有些药物虽不属芳香药，但久煎也能破坏其有效成分，如钩藤、大黄、番泻叶等也应后下。

〔包煎〕主要指黏性强、粉末状及带有绒毛的药物，宜先用纱布袋装好，再与其他药物同煎，以防止药液混浊、刺激咽喉引起咳嗽及沉于锅底，加热时引起焦化或糊化。如蛤粉、滑石、青黛、旋覆花、车前子、蒲黄、北秫米等。

〔另煎〕又称另炖，主要指某些贵重药材，为了更好地煎出有效成分，应单独另煎，即另炖2~3小时。如人参、西洋参、羚羊角、鹿茸等。

〔溶化〕又称烊化，主要是指某些胶类药物及黏性大而易溶的药物，为避免入煎粘锅或黏附其他药物影响煎煮，可单用水或黄酒将此类药加热溶化（即烊化）后，用煎好的药液冲服。如阿胶、鹿角胶、龟甲胶、鳖甲胶、鸡血藤胶及蜂蜜、饴糖等。

〔泡服〕又叫焗服，主要指某些有效成分易溶于水或久煎容易破坏药效的药物，可以用少量开水或复方中其他药物滚烫的煎出液趁热浸泡，加盖闷润，以减少挥发，半小时后去渣即可服用。如藏红花、番泻叶、胖大海等。

〔冲服〕主要指某些贵重药，用量较轻，为防止散失，常需要研成细末制成散剂用温开水，或复方其他药物煎液冲服。如麝香、牛黄、珍珠、羚羊角、西洋参、鹿茸、人参、蛤蚧等。某些药物高温容易破坏药效或有效成分难溶于水，也只能做散剂冲服，如雷丸、鹤草芽、朱砂等。还有一些液体药物如竹沥汁、姜汁、藕汁、荸荠汁、鲜地黄汁等也须冲服。

煎汤代水 主要指某些药物为了防止与其他药物同煎使煎液混浊，难于服用，宜先煎后取其上清液代水再煎煮其他药物，如灶心土等。某些药物质轻用量多，体积大，吸水量大，如玉米须、丝瓜络、金钱草等，也须煎汤代水用。

中药的服药法

1 汤剂： 宜温服，但解表药要偏热服，服后还须覆盖好衣被，或进热粥，以助汗出。寒证用热药宜热服，热证用寒药宜冷服，以防格拒于外。

2 丸剂： 颗粒较小者，可直接用温开水送服。大蜜丸者，可以分成小粒吞服。若水丸质硬者，可用开水溶化后服。

3 散剂、粉剂： 可用蜂蜜加以调和送服，或装入胶囊中吞服，避免直接吞服，刺激咽喉。

4 膏剂：宜用开水冲服，避免直接倒入口中吞咽，以免粘喉引起呕吐。

5 冲剂、糖浆剂：冲剂宜用开水冲服。糖浆剂可以直接吞服。

1. 空腹服用。

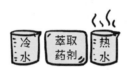

2. 浓缩萃取药剂配合冷水或热水服用。

3. 出现副作用时要立即停止服用，咨询医生意见。

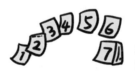

4. 药效发挥需要时间，最少连续饮用1周。

　　病在胸膈以下者，如胃、肝、肾等疾患，宜饭前服。补益药多滋腻碍胃，故宜空腹服。病在胸膈以上者，如眩晕、头痛、目疾、咽痛等，宜饭后服。某些对胃肠有刺激性的药物宜饭后服。治疟药宜在疟疾发作前的2小时服用，安神药宜睡前服。

第八章 解表药

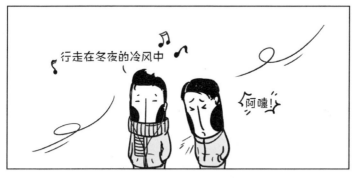

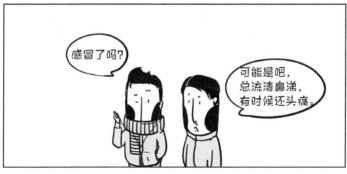

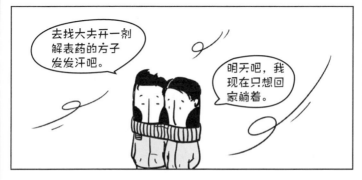

凡以发散表邪、治疗表证为主的药物，称解表药，又叫发表药。

解表药大多辛散轻扬，主入肺、膀胱经，偏行肌表，能促进肌体发汗，使表邪由汗出而解，从而达到治愈表证，防止疾病传变的目的。

肺主气（气行则顺畅），膀胱排水，所以解表药大多属于肺经和膀胱经。

◇解表药使用注意事项

（1）**用量适宜**：发汗力较强的解表药用量不宜过大，以免发汗太过，耗伤阳气，损及津液。

（2）**因证而异**：汗为津液，血汗同源，故表虚自汗、阴虚盗汗以及疮疡日久、淋证、失血患者，虽有表证，也应慎用解表药。

（3）**因时而异**：春夏腠理疏松，容易出汗，解表药用量宜轻；冬季腠理致密，不易汗出，解表药用量宜重。

（4）**因地而异**：北方严寒地区用药宜重；南方炎热地区用药宜轻。

（5）**不宜久煎**：解表药多为辛散轻扬之品，入汤剂不宜久煎，以免有效成分挥发而降低药效。

发散风寒药

发散风寒药性味多属辛、温，辛以发散，温可祛寒，故以发散肌表风寒邪气为主要作用。主治风寒表证，症见恶寒发热，无汗或汗出不畅，头身疼痛，鼻塞流涕，口不

渴，舌苔薄白，脉浮紧等。部分发散风寒药分别兼有祛风
止痒、止痛、止咳平喘、利水消肿、消疮等功效。

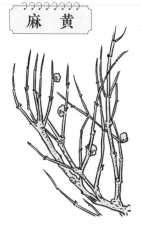

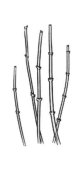

麻 黄

注意事项

本品发汗宣肺力强，凡表虚自汗、阴虚盗汗及肺肾虚喘者均当慎用。

【药用部位】草质茎。

【性味】辛、微苦，温。

【归经】肺、膀胱经。

【功效】发汗解表，宣肺平喘，利水消肿。

【用法】煎服，2~9g。发汗解表宜生用，止咳平喘多炙用。

【适应证与应用】

风寒感冒	为发汗解表之要药。宜用于风寒外郁，腠理闭密无汗的外感风寒表实证，与桂枝合用，以增强发汗散寒解表之力
咳嗽气喘	善平喘，为治疗肺气壅遏所致喘咳的要药，常用苦杏仁等止咳平喘药作为辅助药
风水水肿	配伍生姜、白术等发汗解表药、利水退肿药，则疗效更佳
风寒痹证，阴疽，痰核	取麻黄散寒通滞之功

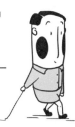

桂 枝

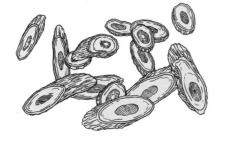

【药用部位】嫩枝。

【性味】辛、甘，温。

【归经】心、肺、膀胱经。

【功效】发汗解肌，温通经脉，助阳化气。

【用法】煎服，3~9g。

【适应证与应用】

风寒感冒	外感风寒，不论表实无汗、表虚有汗及阳虚受寒者，均宜使用
寒凝血滞诸痛证	胸阳不振，心脉瘀阻，胸痹心痛者，用桂枝能温通心阳；中焦虚寒，脘腹冷痛者，用桂枝能温中散寒止痛；妇女寒凝血滞，月经不调，经闭痛经，产后腹痛，用桂枝既能温散血中之寒凝，又可宣导活血药物，以增强化瘀止痛之效；风寒湿痹，肩臂疼痛者，用桂枝可祛风散寒、通痹止痛
痰饮、蓄水证	脾阳不运，水湿内停所致的痰饮病眩晕、心悸、咳嗽者宜用桂枝。膀胱气化不行，水肿、小便不利者，也宜使用桂枝
心悸	适用于心阳不振，不能宣通血脉，而见心悸动、脉结代者。阴寒内盛，引动下焦冲气，上凌心胸所致奔豚者，常重用

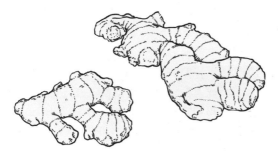

生 姜

注意事项 本品助火伤阴，故热盛及阴虚内热者忌服。

【**药用部位**】新鲜根茎。

【**性味**】辛，温。

【**归经**】肺、脾、胃经。

【**功效**】解表散寒，温中止呕，温肺止咳。

【**用法**】煎服，3~9g，或捣汁服。

【**适应证与应用**】

风寒感冒	适用于风寒感冒轻证，常作为辅助用药
脾胃寒证	脾胃气虚者，宜与补脾益气药同用
胃寒呕吐	有"呕家圣药"之称。因其本为温胃之品，故对胃寒呕吐最为适合。某些止呕药用姜汁制过，能增强止呕作用
肺寒咳嗽	治疗风寒客肺、痰多咳嗽、恶寒头痛者，每与麻黄、苦杏仁同用。外无表邪而痰多者，常与陈皮、半夏等药同用
解毒	生姜对生半夏、天南星等药物之毒，以及因食用鱼、蟹等而导致的食物中毒，均有一定的解毒作用

防风

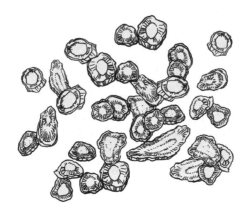

【**药用部位**】根。

【**性味**】辛、甘，微温。

【**归经**】膀胱、肝、脾经。

【**功效**】祛风解表，胜湿止痛，止痉。

【**用法**】煎服，4.5~9g。

【**适应证与应用**】

外感表证	虽不长于散寒，但能胜湿止痛，且甘缓微温不峻烈，故外感风寒、风湿、风热表证均可配伍使用
风疹瘙痒	以祛风见长，药性平和，风寒、风热所致的瘾疹瘙痒皆可配伍使用
风湿痹痛	治疗风寒湿痹，肢节疼痛、筋脉挛急
破伤风证	用治风毒内侵，贯于经络，引动内风而致肌肉痉挛、四肢抽搐，项背强急、角弓反张的破伤风证
泄泻	以其升清燥湿之性，亦可用于脾虚湿盛，清阳不升所致的泄泻

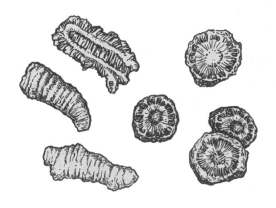

羌活

注意事项 本品辛香温燥之性较烈，故阴血亏虚者慎用。用量过多，易致呕吐，脾胃虚弱者不宜服。

【药用部位】根茎及根。

【性味】辛、苦，温。

【归经】膀胱、肾经。

【功效】解表散寒，祛风胜湿，止痛。

【用法】煎服，3~9g。

【适应证与应用】

风寒感冒	外感风寒夹湿，恶寒发热、肌表无汗、头痛项强、肢体酸痛较重者，尤为适宜；风湿在表，头项强痛，腰背酸重，一身尽痛者，可配伍独活、藁本、防风等药
风寒湿痹	与其他祛风湿、止痛药配伍，主治风寒湿痹，肢节疼痛。因其善入足太阳膀胱经，以除头项肩背之痛见长，故上半身风寒湿痹、肩背肢节疼痛者尤为多用

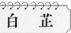

白 芷

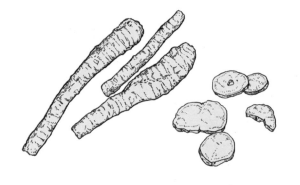

注意事项

本品辛香温燥，阴虚血热者忌服。

【药用部位】根。

【性味】辛，温。

【归经】肺、胃、大肠经。

【功效】解表散寒，祛风止痛，通鼻窍，燥湿止带，消肿排脓。

【用法】煎服，3~9g。

【适应证与应用】

风寒感冒	宜于外感风寒，头身疼痛，鼻塞流涕之证
多种疼痛证	治疗阳明头痛，眉棱骨痛，头风痛，风冷牙痛，风热牙痛，风寒湿痹，关节疼痛，屈伸不利
鼻渊	可通鼻窍而止疼痛
带下证	治疗寒湿下注、白带过多，或湿热下注、带下黄赤者
疮痛肿毒	疮疡初起，红肿热痛者，可收散结消肿止痛之功。若脓成难溃者，常与益气补血药同用，共奏托毒排脓之功
皮肤风湿瘙痒	本品祛风止痒，可治皮肤风湿瘙痒

发散风热药

本类药物性味多辛、苦而偏寒凉，辛以发散，凉可祛热，故以发散风热为主要作用，发汗解表作用较发散风寒药缓和。主要适用于风热感冒以及温病初起邪在卫分，症见发热、微恶风寒、咽干口渴、头痛目赤、舌边尖红、苔薄黄、脉浮数等。

薄 荷

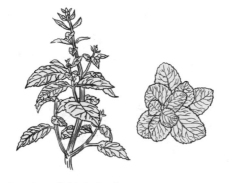

注意事项

本品芳香辛散，发汗耗气，故体虚多汗者不宜使用。

【药用部位】地上部分。

【性味】辛，凉。

【归经】肺、肝经。

【功效】疏散风热，清利头目，利咽透疹，疏肝行气。

【用法】煎服，3~6g；宜后下。薄荷叶长于发汗解表，薄荷梗偏于行气和中。

【适应证与应用】

风热感冒，温病初起	用治风热感冒或温病初起、邪在卫分，发热、微恶风寒、头痛等症
风热头痛，目赤多泪，咽喉肿痛	用治风热上攻，头痛眩晕，目赤多泪，风热壅盛，咽喉肿痛
麻疹不透，风疹瘙痒	用治风热束表，麻疹不透，风疹瘙痒
肝郁气滞，胸闷胁痛	治疗肝郁气滞，胸胁胀痛，月经不调
感受暑湿秽浊之气	本品芳香辟秽，兼能化湿和中，还可用治夏令感受暑湿秽浊之气，脘腹胀痛，呕吐泄泻

菊 花

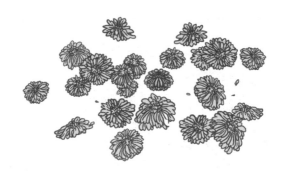

【药用部位】头状花序。

【性味】辛、甘、苦，微寒。

【归经】肺、肝经。

【功效】疏散风热，平抑肝阳，清肝明目，清热解毒。

【用法】煎服，5~9g。疏散风热宜用黄菊花，平肝、清肝明目宜用白菊花。

【适应证与应用】

风热感冒，温病初起	用治风热感冒，或温病初起，温邪犯肺，发热、头痛、咳嗽等症
肝阳眩晕，肝风实证	用治肝火上攻而眩晕、头痛，以及肝经热盛、热极动风
目赤昏花	用治风热或肝火上攻所致的眼目昏花、视物不清
疮痈肿毒	因其清热解毒、消散痈肿之力不及野菊花，故临床较野菊花少用

柴 胡

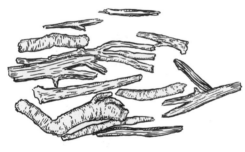

注意事项

柴胡其性升散，古人有『柴胡劫肝阴』之说，阴虚阳亢，肝风内动，阴虚火旺及气机上逆者忌用或慎用。

【药用部位】根。

【性味】苦、辛，微寒。

【归经】肝、胆经。

【功效】解表退热，疏肝解郁，升举阳气。

【用法】煎服，3~9g。解表退热宜生用，且用量宜稍重；疏肝解郁宜醋炙，升阳可生用或酒炙，其用量均宜稍轻。

【适应证与应用】

表证发热及少阳证	外感表证发热，无论风热、风寒表证，皆可使用。伤寒邪在少阳，寒热往来、胸胁苦满、口苦咽干、目眩，用之最宜，为治少阳证之要药
肝郁气滞	治疗肝失疏泄，气机郁阻所致的胸胁或少腹胀痛、情志抑郁、妇女月经失调、痛经等症，也用治肝郁血虚，脾失健运，妇女月经不调，乳房胀痛，胁肋作痛，神疲食少，脉弦而虚
气虚下陷，脏器脱垂	本品能升举脾胃清阳之气
疟疾寒热	本品可退热截疟，为治疗疟疾寒热的常用药

葛 根

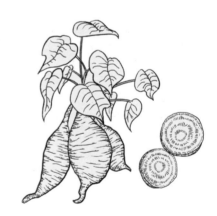

【药用部位】根。

【性味】甘、辛，凉。

【归经】脾、胃经。

【功效】解肌退热，透疹，生津止渴，升阳止泻。

【用法】煎服，9~15g。解肌退热、透疹、生津宜生用，升阳止泻宜煨用。

【适应证与应用】

表证发热，项背强痛	外感表证发热，无论风寒与风热，均可选用本品。本品既能辛散发表以退热，又长于缓解外邪郁阻、经气不利、筋脉失养所致的颈背强痛
麻疹不透	用治麻疹初起，已现麻疹，但疹出不畅，见发热咳嗽，或乍冷乍热
热病口渴，阴虚消渴	用治热病津伤口渴。治疗消渴证属阴津不足者，可与清热养阴生津药配伍；内热消渴，口渴多饮，体瘦乏力，气阴不足者，多配伍乌梅、天花粉、麦冬、党参、黄芪等药
热泄热痢，脾虚泄泻	用治脾虚泄泻，常配伍人参、白术、木香等药
高血压病	葛根能直接扩张血管，使外周阻力下降，而有明显降压作用，能较好缓解高血压患者的"项紧"症状，故临床常用治高血压病颈项强痛

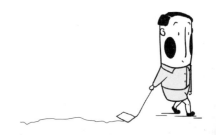

第九章　清热药

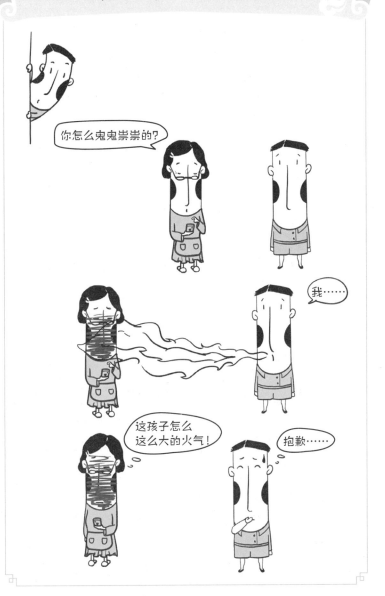

凡以清解里热、治疗里热证为主的药物，称为清热药。

本类药物药性寒凉，沉降入里，通过清热泻火、凉血、解毒及清虚热等不同作用，使里热得以清解。即《黄帝内经》所谓"热者寒之"的意思。清热药主要用于治疗温热病高热烦渴、湿热泻痢、温毒发斑、痈肿疮毒及阴虚发热等里热证。根据清热药的功效及其主治证的差异，可将其分为五类：

清热泻火药	功能清气分热，主治气分实热证
清热燥湿药	性偏苦燥清泄，功能清热燥湿，主治湿热泻痢、黄疸等证
清热凉血药	主入血分，功能清血分热，主治血分实热证
清热解毒药	功能清热解毒，主治热毒炽盛之痈肿疮疡等证
清虚热药	功能清虚热、退骨蒸，主治热邪伤阴、阴虚发热

使用清热药时，应辨明热证的虚实。实热证有气分热、营血分热及气血两燔之别，应分别予以清热泻火、清营凉血、气血两清。虚热证又有邪热伤阴、阴虚发热及肝肾阴虚、阴虚内热之异，则须清热养阴透热或滋阴凉血除蒸。若里热兼有表证，治宜先解表后清里，或配解表药用，以达到表里双解；若里热兼积滞，宜配通里泻下药用。

本类药物性多寒凉，易伤脾胃，故脾胃气虚，食少便溏者慎用；苦寒药物易化燥伤阴，热证伤阴或阴虚患者慎用；清热药禁用于阴盛格阳或真寒假热之证。

清热泻火药

热为火之渐，火为热之极。本类药物性味多苦、寒或甘、寒，清热力较强，用以治疗火热较盛的病证，故称为清热泻火药。本类药物以清泄气分邪热为主，适用于热病邪入气分而见高热、口渴、汗出、烦躁，甚或神昏谵语、舌红苔黄、脉洪数实者。

知 母

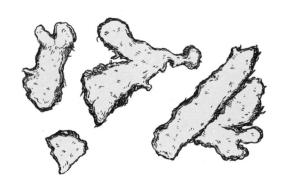

注意事项
本品性寒质润，有滑肠作用，故脾虚便溏者不宜用。

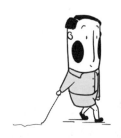

【药用部位】根茎。

【性味】苦、甘，寒。

【归经】肺、胃、肾经。

【功效】清热泻火，滋阴润燥。

【用法】煎服，6~12g。

【适应证与应用】

热病肺热	本品能生津润燥止渴，善治外感热病，高热烦渴
燥咳烦渴	用治肺热燥咳，肺燥久嗽气急
骨蒸潮热	配黄柏、生地黄等药用
内热消渴	配天花粉、葛根等药用
肠燥便秘	本品能滋阴润燥，可用治阴虚肠燥便秘

栀 子

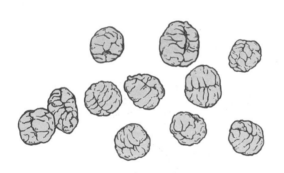

注意事项

本品苦寒伤胃，脾虚便溏者不宜用。

【药用部位】成熟果实。

【性味】苦，寒。

【归经】心、肺、三焦经。

【功效】泻火除烦，清热利湿，凉血解毒。焦栀子：凉血止血。

【用法】煎服，5~10g。外用生品适量，研末调敷。

【适应证与应用】

热病心烦	本品为治热病心烦、躁扰不宁之要药。可用治热病火毒炽盛，三焦俱热而见高热烦躁、神昏谵语者
湿热黄疸	配茵陈、大黄等药用，或配黄柏用
血淋涩痛	配木通、车前子、滑石等药用
血热吐衄	用治三焦火盛迫血妄行之吐血、衄血
目赤肿痛	用治肝胆火热上攻之目赤肿痛，常配大黄用
火毒疮疡	用治火毒疮疡、红肿热痛

ꙮꙮꙮꙮ
夏枯草

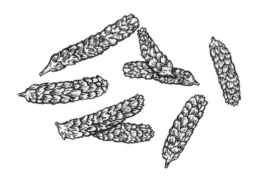

注意事项

脾胃寒弱者慎用。

【药用部位】果穗。

【性味】辛、苦，寒。

【归经】肝、胆经。

【功效】清热泻火，明目，散结消肿。

【用法】煎服，9~15g。或熬膏服。

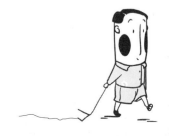

目赤肿痛，头痛眩晕，目珠夜痛	用治肝火上炎，目赤肿痛，可配桑叶、菊花等药用。本品清肝明目之中，略兼养肝，可用于肝阴不足，目珠疼痛，至夜尤甚者
瘰疬、瘿瘤	配浙贝母、香附等药用于治疗肝郁化火，痰火凝聚之瘰疬。用治瘿瘤，则常配昆布、玄参等药
乳痈肿痛	配蒲公英，可治乳痈肿痛

清热燥湿药

　　本类药物性味苦、寒，清热之中，燥湿力强，故称为清热燥湿药，主要用于湿热证。因其苦降泄热力大，故本类药物多能清热泻火，可用治脏腑火热证。因湿热所侵肌体部位的不同，临床症状各有所异。

　　本类药物苦、寒性大，燥湿力强，过服易伐胃伤阴，故一般用量不宜过大。凡脾胃虚寒，津伤阴损者应慎用，必要时可与健胃药或养阴药同用。

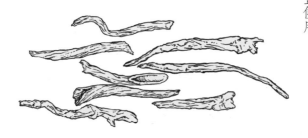

注意事项

本品苦寒伤胃，脾胃虚寒者不宜使用。

【药用部位】根。

【性味】苦，寒。

【归经】肺、胆、脾、胃、大肠、小肠经。

【功效】清热燥湿，泻火解毒，止血，安胎。

【用法】煎服，3~10g。清热多生用，安胎多炒用，清上焦热可酒炙用，止血可炒炭用。

【适应证与应用】

湿温，暑湿，胸闷呕恶，湿热痞满，黄疸泻痢	本品善清肺、胃、胆及大肠之湿热，尤长于清中上焦湿热
肺热咳嗽，高热烦渴	本品苦寒，清热泻火力强，配薄荷、栀子、大黄等，可用治外感热病，中上焦热盛所致之高热烦渴、面赤唇燥、尿赤便秘、苔黄脉数者
血热吐衄	本品可用治火毒炽盛迫血妄行之吐血、衄血等证，常配大黄用。也可用治其他出血证
痈肿疮毒	治热毒壅滞痔疮热痛，常配黄连、大黄、槐花等药
胎动不安	用治血热胎动不安、气虚血热胎动不安、肾虚有热胎动不安

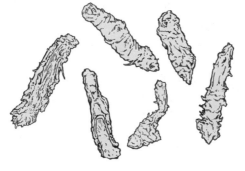

黄连

注意事项

本品大苦大寒，过服、久服易伤脾胃，脾胃虚寒者忌用；苦燥易伤阴津，阴虚津伤者慎用。

【药用部位】根茎。

【性味】苦，寒。

【归经】心、脾、胃、胆、大肠经。

【功效】清热燥湿，泻火解毒。

【用法】煎服，2~5g。

【适应证与应用】

湿热痞满、呕吐吞酸	本品尤长于清中焦湿热。用治湿热阻滞中焦，气机不畅所致脘腹痞满、恶心呕吐
湿热泻痢	本品为治泻痢要药
高热神昏，心烦不寐，血热吐衄	配黄芩、黄柏、栀子，可治三焦热盛，高热烦躁
痈肿疔疮，目赤牙痛	用治痈肿疔毒，目赤肿痛，赤脉胬肉，胃火上攻，牙痛难忍
消渴	本品善清胃火，用治胃火炽盛，消谷善饥之消渴证
外治湿疹、湿疮、耳道流脓	将本品制成软膏外敷，可治皮肤湿疹、湿疮。取之浸汁涂患处，可治耳道流脓。煎汁滴眼，可治眼目红肿

清热解毒药

　　本类药物性质寒凉，清热之中更长于解毒，具有清解火热毒邪的作用。主要适用于痈肿疮毒、丹毒、瘟毒发斑、疖腮、咽喉肿痛、热毒下痢、虫蛇咬伤、癌肿、水火烫伤以及其他急性热病等。

　　本类药物易伤脾胃，中病即止，不可过服。

连　翘

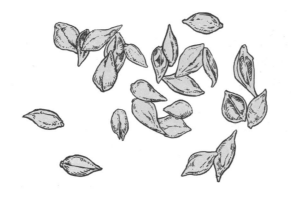

注意事项　脾胃虚寒及气虚脓清者不宜用。

【药用部位】果实。

【性味】苦，微寒。

【归经】肺、心、小肠经。

【功效】清热解毒，消肿散结，疏散风热。

【用法】煎服，6~15g。

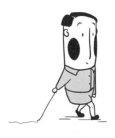

痈肿疮毒， 瘰疬痰核	本品能清心火，解疮毒，消散痈肿结聚，被称为"疮家圣药"
风热外感， 温病初起	用治风热感冒。本品又有透热转气之功，可治疗热入营血之舌绛神昏，烦热斑疹
热淋涩痛	本品苦寒通降，兼有清心利尿之功，可治湿热壅滞所致的小便不利或淋漓涩痛

土茯苓

注意事项

肝肾阴虚者慎服。服药时忌茶。

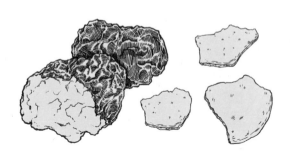

【药用部位】块茎。

【性味】甘、淡，平。

【归经】肝、胃经。

【功效】解毒，除湿，通利关节。

【用法】煎服，15~60g。

【适应证与应用】

杨梅毒疮，肢体拘挛	本品为治梅毒的要药，也可治疗汞剂中毒而致肢体拘挛
淋浊带下，湿疹瘙痒	用治热淋、阴痒带下、湿热皮肤瘙痒
痈肿疮毒	将本品切片或为末，水煎服或入粥内食之，治疗瘰疬溃烂

清热凉血药

凡能清热凉血，以治疗营血分热为主的药物，称为清热凉血药。

本类药物性味多为苦、寒或咸、寒，偏入血分以清热，多归心、肝经。因心主血，营气通于心，肝藏血，故本类药物有清解营分、血分热邪的作用。主要用于营分、血分等实热证，如温热病热入营分，热灼营阴，心神被扰，症见舌绛、身热夜甚、心烦不寐、脉细数，甚则神昏谵语、斑疹隐隐；如热陷心包，则神昏谵语、舌謇肢厥、舌质红绛；如热盛迫血，心神被扰，症见舌色深绛、吐血衄血、尿血便血、斑疹紫暗、躁扰不安、甚或昏狂等。亦可用于其他疾病引起的血热出血证。若气血两燔，可配清热泻火药同用，使气血两清。

牡丹皮

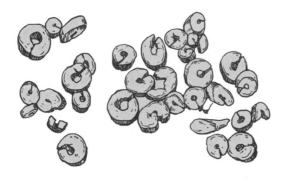

注意事项

血虚有寒、月经过多及孕妇不宜用。

【药用部位】根皮。

【性味】苦、辛，微寒。

【归经】心、肝、肾经。

【功效】清热凉血，活血祛瘀。

【用法】煎服，6~12g。清热凉血宜生用，活血祛瘀宜酒炙用。

【适应证与应用】

温毒发斑，血热吐衄	本品善能清营分、血分实热，功能清热凉血止血
温病伤阴，阴虚发热，夜热早凉，无汗骨蒸	本品为治无汗骨蒸之要药
血滞经闭、痛经、跌打伤痛	治血滞经闭、痛经，可配桃仁、川芎、桂枝等药用；治跌打伤痛，可与红花、乳香、没药等配伍
痈肿疮毒	治火毒炽盛，痈肿疮毒，可配大黄、白芷、甘草等药用；配大黄、桃仁、芒硝等药用，可治疗热互结之肠痈初起

清虚热药

本类药物药性寒凉，主入阴分，以清虚热、退骨蒸为主要作用。主要用于肝肾阴虚，虚火内扰所致的骨蒸潮热、午后发热、手足心热、虚烦不寐、盗汗遗精、舌红少苔、脉细而数，以及温热病后期，邪热未尽，伤阴劫液而致夜热早凉、热退无汗、舌质红绛、脉象细数等虚热证。本类药物亦可用于实热证。使用本类药常配伍清热凉血及清热养阴之品，以标本兼顾。

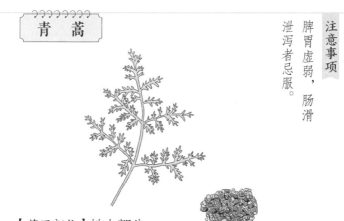

青蒿

注意事项

脾胃虚弱，肠滑泄泻者忌服。

【药用部位】地上部分。

【性味】苦、辛，寒。

【归经】肝、胆经。

【功效】清透虚热，凉血除蒸，解暑，截疟。

【用法】煎服，6~12g，不宜久煎；或鲜用绞汁服。

【适应证与应用】

温邪伤阴，夜热早凉	常与鳖甲、知母、牡丹皮、生地黄等同用
阴虚发热，劳热骨蒸	常与银柴胡、胡黄连、知母、鳖甲等同用
暑热外感，发热口渴	常与连翘、滑石、西瓜翠衣等同用
疟疾寒热	本品为治疗疟疾之良药。如《肘后备急方》单用较大剂量鲜品捣汁服，或随证配伍黄芩、滑石、青黛、通草等药。与黄芩、滑石、半夏等药同用，治疗湿热郁遏少阳三焦，气机不利，寒热如疟，胸痞作呕

第十章　泻下药

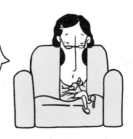

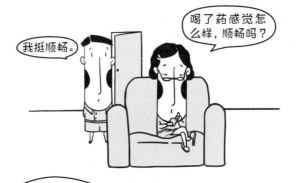

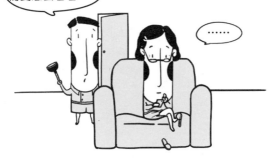

凡能引起腹泻，或润滑大肠，促进排便的药物，称为泻下药。

本类药为沉降之品，主归大肠经。主要具有泻下通便作用，以排除胃肠积滞和燥屎等；或有清热泻火，使实热壅滞之邪通过泻下而清解，起到"上病治下""釜底抽薪"的作用；或有逐水退肿，使水湿停饮随大小便排除，达到祛除停饮，消退水肿的目的。

泻下药主要适用于大便秘结，胃肠积滞，实热内结及水肿停饮等里实证。部分药还可用于疮痈肿毒及瘀血证。

使用泻下药中的攻下药、峻下逐水药时，因其作用峻猛，或具有毒性，易伤正气及脾胃，故年老体虚、脾胃虚弱者当慎用；妇女胎前产后及月经期应当忌用。应用作用较强的泻下药时，当奏效即止，切勿过剂，以免损伤胃气。应用作用峻猛而有毒性的泻下药时，一定要严格炮制法度，控制用量，避免中毒现象发生，确保用药安全。

攻下药

本类药大多苦寒沉降，主入胃、大肠经。既有较强的攻下通便作用，又有清热泻火之效。主要适用于大便秘结，燥屎坚结及实热积滞之证。

大 黄

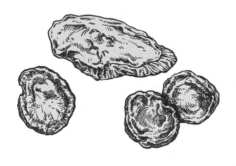

【药用部位】根及根茎。

【性味】苦，寒。

【归经】脾、胃、大肠、肝、心包经。

【功效】泻下攻积，清热泻火，凉血解毒，逐瘀通经。

【用法】煎服，5~15g。入汤剂应后下，或用开水泡服。

【适应证与应用】

积滞便秘	本品为治疗积滞便秘之要药。又因其苦寒沉降，善能泄热，故实热便秘尤为适宜
血热吐衄，目赤咽肿	用治血热妄行之吐血、衄血、咯血，还可治火邪上炎所致的目赤、咽喉肿痛、牙龈肿痛等症
热毒疮疡，烧烫伤	本品内服能清热解毒，并借其泻下通便作用，使热毒下泄。外用能泻火解毒，凉血消肿，治热毒痛肿疔疮；用治口疮糜烂，多与枯矾等份为末擦患处。治烧烫伤，可单用粉，或配地榆粉，用麻油调敷患处

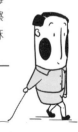

瘀血诸证	用治妇女产后瘀阻腹痛、恶露不尽，妇女瘀血经闭，跌打损伤，瘀血肿痛
湿热痢疾、黄疸、淋证	用治湿热蕴结之证。如治肠道湿热积滞的痢疾，单用一味大黄即可见效；治湿热黄疸，常配茵陈、栀子；治湿热淋证，常配木通、车前子、栀子等
老痰壅塞，喘逆不得平卧，癫狂惊痫，大便秘结	大黄可"破痰实"，通脏腑，降湿浊

芒　硝

注意事项

孕妇及哺乳期妇女忌用或慎用。

【药用部位】含硫酸钠的天然矿物经精制而成的结晶体。

【性味】咸、苦，寒。

【归经】胃、大肠经。

【功效】泻下攻积，润燥软坚，清热消肿。

【用法】10~15g，冲入药汁内或开水溶化后服。

【适应证与应用】

积滞便秘	本品对实热积滞，大便燥结者尤为适宜。近来临床亦常用于胆石症腹痛便秘者
咽痛，口疮，目赤，痈疮肿痛	治咽喉肿痛、口舌生疮，可与硼砂、冰片、朱砂同用，或以芒硝置西瓜中制成的西瓜霜外用；治目赤肿痛，可用芒硝置豆腐上化水或用玄明粉配制眼药水，外用滴眼；治乳痛初起，可用本品化水或用纱布包裹外敷；治肠痈初起，可与大黄、大蒜同用，捣烂外敷

润下药

本类药物多为植物种子和种仁，富含油脂，味甘质润，多入脾、大肠经，能润滑大肠，促使排便而不致峻泻。适用于年老津枯、产后血虚、热病伤津及失血等所致的肠燥津枯便秘。使用时还应根据不同病情，配伍其他药物。若热盛津伤而便秘者，配清热养阴药；兼气滞者，配伍行气药；因血虚引起便秘者，可配伍补血药。

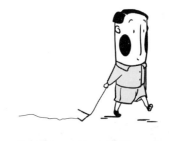

火麻仁

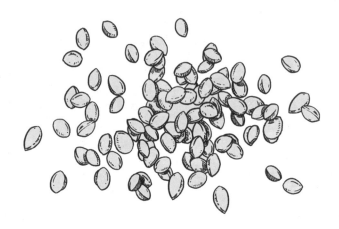

【药用部位】成熟果实。

【性味】甘，平。

【归经】脾、胃、大肠经。

【功效】润肠通便。

【用法】煎服，10~15g。

【适应证与应用】肠燥便秘。适用于老人、产妇及体弱津血不足的肠燥便秘证。单用有效，将本品研碎，以米杂之煮粥服。

?????????

郁李仁

注意事项

孕妇慎用。

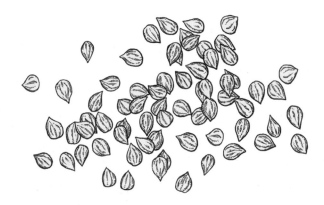

【药用部位】成熟种子。

【性味】辛、苦、甘，平。

【归经】脾、大肠、小肠经。

【功效】润肠通便，利水消肿。

【用法】煎服，6~12g。

【适应证与应用】

肠燥便秘	用治大肠气滞，肠燥便秘之证。治疗产后肠胃燥热，大便秘滞，可与朴硝、当归、生地黄配伍
水肿胀满，脚气浮肿	本品能利水消肿，可与桑白皮、赤小豆等利水消肿药同用

第十一章　祛风湿药

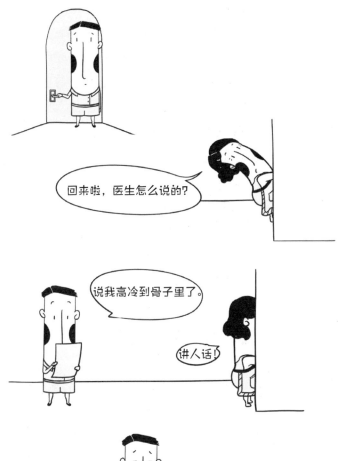

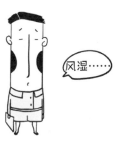

凡以祛除风寒湿邪，治疗风湿痹证为主的药物，称为祛风湿药。

本类药物味多辛、苦，性或温或凉，能祛除留着于肌肉、经络、筋骨的风湿之邪，有的还兼有散寒、舒筋、通络、止痛、活血或补肝肾、强筋骨等作用。主要用于风湿痹证之肢体疼痛，关节不利、肿大，筋脉拘挛等症。部分药物还适用于腰膝酸软、下肢痿弱等。

痹证多属慢性疾病，为服用方便，本类药物可制成酒或丸散剂。酒还能增强祛风湿药的功效。也可制成外敷剂型，直接用于患处。

辛温性燥的祛风湿药，易伤阴耗血，阴血亏虚者应慎用。

根据其药性和功效的不同，祛风湿药分为祛风寒湿药、祛风湿热药、祛风湿强筋骨药三类。

祛风寒湿药

本类药物性味多为辛苦温，入肝、脾、肾经。辛行散祛风，苦燥湿，温通祛寒。有较好的祛风、除湿、散寒、止痛、通经络等作用，尤以止痛为其特点，主要适用于风寒湿痹，肢体关节疼痛，筋脉拘挛，痛有定处，遇寒加重等。经配伍亦可用于风湿热痹。

独 活

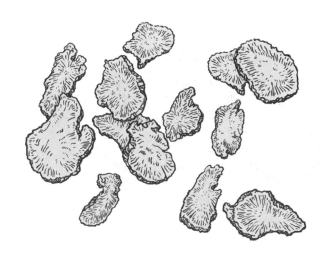

【药用部位】根。

【性味】辛、苦，微温。

【归经】肾、膀胱经。

【功效】祛风湿，止痛，解表。

【用法】煎服，3~9g。外用，适量。

【适应证与应用】

风寒湿痹	本品主入肾经，性善下行，尤以腰膝、腿足关节疼痛属下部寒湿者为宜
风寒夹湿表证	配羌活、藁本、防风等药用
少阴头痛	用治风扰肾经，伏而不出之少阴头痛
皮肤瘙痒	用治皮肤瘙痒，内服或外洗皆可

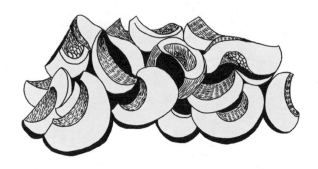

木 瓜

【**药用部位**】近成熟果实。

【**性味**】酸，温。

【**归经**】肝、脾经。

【**功效**】舒筋活络，和胃化湿

【**用法**】煎服，6~9g。

【**适应证与应用**】

风湿痹证	本品为湿痹，筋脉拘挛要药，亦常用于腰膝关节酸重疼痛
脚气水肿	用治感受风湿，脚气肿痛不可忍者
吐泻转筋	本品味酸入肝，舒筋活络而缓挛急。可治湿浊中焦之腹痛吐泻转筋
消化不良，津伤口渴	本品有消食作用，用于消化不良；并能生津止渴，可治津伤口渴

祛风湿热药

本类药物性味多为辛、苦、寒，入肝、脾、肾经。辛行散，苦降泄，寒清热。具有良好的祛风除湿，通络止痛，清热消肿之功，主要用于风湿热痹，关节红肿热痛等症。经配伍亦可用于风寒湿痹。

秦　艽

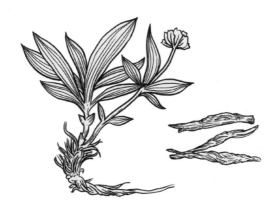

【药用部位】根。

【性味】辛、苦，平。

【归经】胃、肝、胆经。

【功效】祛风湿，通络止痛，退虚热，清湿热。

【用法】煎服，3~9g。

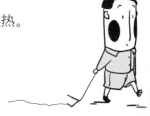

风湿痹证	风湿痹痛，筋脉拘挛，骨节酸痛，无论寒热新久均可配伍应用本品。其性偏寒，兼有清热作用，故对热痹尤为适宜
中风不遂	用治中风口眼㖞斜，言语不利，恶风恶寒，血虚中风者
骨蒸潮热，疳积发热	本品为治虚热要药，可治骨蒸日晡潮热，肺痨骨蒸劳嗽，小儿疳积发热
湿热黄疸	单用为末服，亦可与茵陈蒿、栀子、大黄等配伍

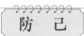

防 己

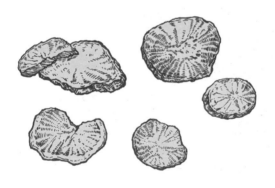

注意事项

本品大苦大寒易伤胃气，胃纳不佳及阴虚体弱者慎服。

【药用部位】根。

【性味】苦、辛，寒。

【归经】膀胱、肺经。

【功效】祛风湿，止痛，利水消肿。

【用法】煎服，4.5~9g。

【适应证与应用】

风湿痹证	本品对风湿痹证湿热偏盛，肢体酸重，关节红肿疼痛，及湿热身痛者，尤为要药。亦可用于风寒湿痹，四肢拘急者
水肿， 小便不利， 脚气	与黄芪、白术、甘草等配伍，用于风水脉浮，身重汗出恶风者；与茯苓、黄芪、桂枝等同用，可治一身悉肿，小便短少者；与椒目、葶苈子、大黄合用，又治湿热腹胀水肿。治脚气足胫肿痛、重着、麻木，可与吴茱萸、槟榔、木瓜等同用
湿疹疮毒	与苦参、金银花等配伍
高血压病	本品有降血压作用，可用于高血压病

豨莶草

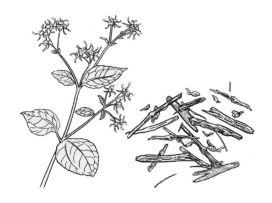

【药用部位】地上部分。

【性味】辛、苦，寒。

【归经】肝、肾经。

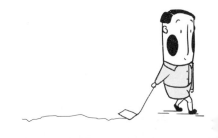

【功效】祛风湿，利关节，解毒。

【用法】煎服，9~12g。治风湿痹痛、半身不遂宜制用，治风疹湿疮、疮痈宜生用。

【适应证与应用】

风湿痹痛，中风半身不遂	本品生用性寒，宜于风湿热痹；酒制后寓补肝肾之功，常用于风湿痹痛，筋骨无力，腰膝酸软，四肢麻痹，或中风半身不遂
风疹，湿疮，疮痈	用治风疹湿疮，可单用内服或外洗。治疮痈肿毒红肿热痛者，可配蒲公英、野菊花等清热解毒药。治发背、疔疮，与五爪龙、小蓟、大蒜同用，饮汁取汗
高血压病	本品能降血压，可治高血压病

祛风湿强筋骨药

本类药物主入肝、肾经，除祛风湿外，兼有一定的补肝肾、强筋骨的作用，主要用于风湿日久，肝肾虚损，腰膝酸软，脚弱无力等。风湿日久，易损肝肾；肝肾虚损，风、寒、湿邪又易犯腰膝部位；故选用本类药物有扶正祛邪、标本兼顾的意义。亦可用于肾虚腰痛，骨痿，软弱无力者。

桑寄生

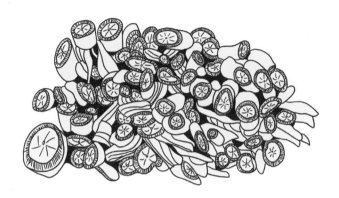

【药用部位】带叶茎枝。

【性味】苦、甘，平。

【归经】肝、肾经。

【功效】祛风湿，补肝肾，强筋骨，安胎。

【用法】煎服，9~15g。

【适应证与应用】

风湿痹症	常与独活、杜仲、牛膝、桂心等同用
崩漏经多，妊娠漏血，胎动不安	治肝肾亏虚，月经过多，崩漏，妊娠下血，胎动不安者，与阿胶、续断、当归、香附等配伍；或配阿胶、续断、菟丝子
高血压病	本品尚能降血压，可用于高血压病

第十二章　化湿药

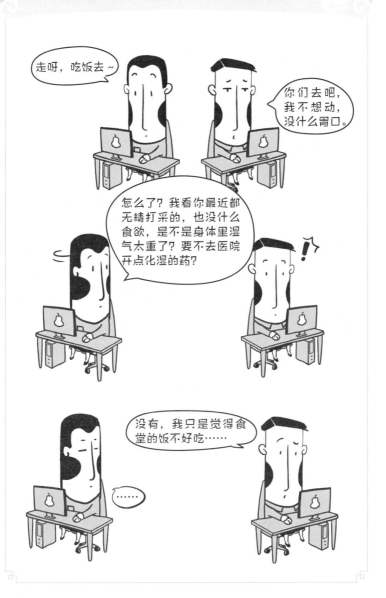

凡气味芳香，性偏温燥，以化湿运脾为主要作用的药物，称为化湿药。

脾喜燥而恶湿，"土爱暖而喜芳香"。本类药物辛香温燥，主入脾、胃经，能促进脾胃运化，消除湿浊，前人谓之"醒脾""醒脾化湿"等。同时，其辛能行气，香能通气，能行中焦之气机，以解除因湿浊引起的脾胃气滞之症状。此外，部分药还兼有解暑、辟秽、开窍、截疟等作用。

化湿药主要适用于湿浊内阻，脾为湿困，运化失常所致的脘腹痞满、呕吐泛酸、大便溏薄、食少体倦、口甘多涎、舌苔白腻等症。此外，有芳香解暑之功，湿温、暑湿等亦可选用。

化湿药物气味芳香，多含挥发油，一般以作为散剂服用疗效较好，如入汤剂宜后下，且不应久煎，以免其挥发性有效成分逸失而降低疗效。本类药物多属辛温香燥之品，易于耗气伤阴，故阴虚血燥及气虚者宜慎用。

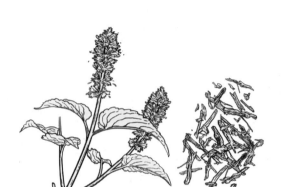

广藿香

注意事项

阴虚血燥者不宜用。

【药用部位】地上部分。

【性味】辛，微温。

【归经】脾、胃、肺经。

【功效】化湿，止呕，解暑。

【用法】煎服，5~10g。鲜品加倍。

【适应证与应用】

湿阻中焦	本品为芳香化湿浊要药。又因其性微温，故多用于寒湿困脾所致的脘腹痞闷，少食作呕，神疲体倦等症
呕吐	治湿浊中阻所致之呕吐，本品最为捷要
暑湿或湿温初起	用治暑月外感风寒，内伤生冷而致恶寒发热，头痛脘闷，呕恶吐泻暑湿证。也可治疗湿温病初起，湿热并重

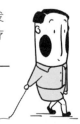

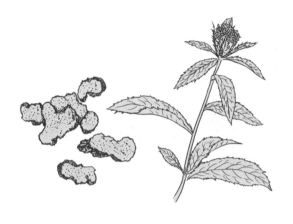

苍术

【药用部位】根茎。

【性味】辛、苦，温。

【归经】脾、胃、肝经。

【功效】燥湿健脾，祛风散寒。

【用法】煎服，5~10g。

【适应证与应用】

湿阻中焦证	本品对湿阻中焦，脾失健运而致脘腹胀闷，呕恶食少，吐泻乏力，舌苔白腻等症，最为适宜
风湿痹证	用治风湿痹痛，下部湿浊带下、湿疮、湿疹等
风寒夹湿表证	与羌活、白芷、防风等同用
夜盲症，眼目昏涩	本品能明目，用于夜盲症及眼目昏涩。可单用，或与羊肝、猪肝蒸煮同食

厚朴

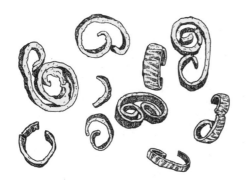

注意事项

本品易耗气伤津，故气虚津亏者及孕妇当慎用。

【药用部位】干皮、根皮及枝皮。

【性味】苦、辛，温。

【归经】脾、胃、肺、大肠经。

【功效】燥湿消痰，下气除满。

【用法】煎服，3~10g。或入丸、散。

【适应证与应用】

湿阻中焦，脘腹胀满	本品为消除胀满的要药
食积气滞，腹胀便秘	本品有峻下热结、消积导滞之效
痰饮喘咳	痰饮阻肺，肺气不降，咳喘胸闷者，可与紫苏子、陈皮、半夏等同用。寒饮化热，胸闷气喘，喉间痰声辘辘，烦躁不安者，与麻黄、石膏、杏仁等同用。宿有喘病，因外感风寒而发者，可与桂枝、苦杏仁等同用
梅核气证	七情郁结，痰气互阻，咽中如有物阻，咽之不下，吐之不出的梅核气证，可取本品燥湿消痰、下气宽中之效

砂仁

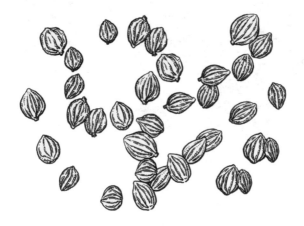

注意事项

阴虚血燥者慎用。

【药用部位】成熟果实。

【性味】辛，温。

【归经】脾、胃、肾经。

【功效】化湿行气，温中止泻，安胎。

【用法】煎服，3~6g，入汤剂宜后下。

【适应证与应用】

湿阻中焦及脾胃气滞证	古人称其为醒脾调胃要药。故凡湿阻或气滞所致之脘腹胀痛等脾胃不和诸证常用，尤其是寒湿气滞者最为适宜
脾胃虚寒吐泻	可单用研末吞服，或与干姜、附子等药同用
气滞妊娠恶阻及胎动不安	妊娠呕逆不能食，可单用，或与紫苏梗、白术等配伍同用；气血不足，胎动不安者，可与人参、白术、熟地黄等配伍，以益气养血安胎

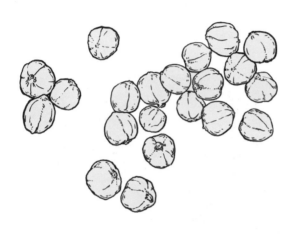

豆 蔻

注意事项
阴虚血燥者慎用。

【**药用部位**】成熟果实。

【**性味**】辛，温。

【**归经**】肺、脾、胃经。

【**功效**】化湿行气，温中止呕。

【**用法**】煎服，3~6g，入汤剂宜后下。

【**适应证与应用**】

湿阻中焦及脾胃气滞证	本品常与广藿香、陈皮等同用。脾虚湿阻气滞之胸腹虚胀，食少无力者，常与黄芪、白术、人参等同用。另外，本品辛散入肺而宣化湿邪，故还常用于湿温初起，胸闷不饥证。湿邪偏重者，每与薏苡仁、苦杏仁等同用；热重于湿者，常与黄芩、滑石等同用
呕吐	本品尤以胃寒湿阻气滞呕吐最为适宜。小儿胃寒，吐乳不食者，可与砂仁、甘草等药研细末服之

第十三章　利水渗湿药

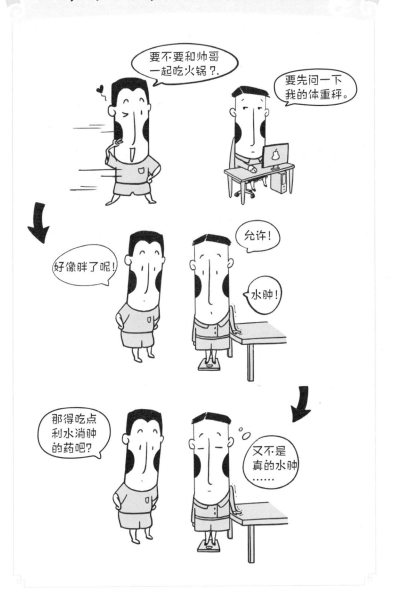

凡能通利水道，渗泄水湿，治疗以水湿内停病证为主的药物，称利水渗湿药。

本类药物味多甘、淡，主归膀胱、小肠经，作用趋向偏于下行，具有利水消肿、利尿通淋、利湿退黄等功效。

利水渗湿药主要用于小便不利、水肿、泄泻、痰饮、淋证、黄疸、湿疮、带下、湿温等水湿所致的各种病症。

利水渗湿药易耗伤津液，对阴亏津少、肾虚遗精遗尿者，宜慎用或忌用。有些药物有较强的通利作用，孕妇应慎用。

利水消肿药

本类药物性味甘、淡、平或微寒，淡能渗泄水湿，服药后能使小便畅利，水肿消退，故具有利水消肿作用。用于水湿内停之水肿、小便不利，以及泄泻、痰饮等。临证时则宜根据不同病症之病因病机，选择适当配伍用药。

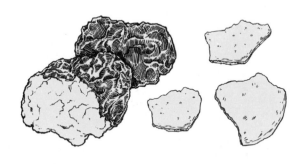

茯苓

注意事项

虚寒精滑者忌服。

【药用部位】菌核。

【性味】甘、淡，平。

【归经】心、脾、肾经。

【功效】利水渗湿，健脾，宁心。

【用法】煎服，9~15g。

【适应证与应用】

水肿	本品为利水消肿之要药。可用治寒热虚实各种水肿
痰饮	治痰饮之目眩心悸，配以桂枝、白术、甘草同用；治饮停于胃而呕吐者，多和半夏、生姜合用
脾虚泄泻	茯苓味甘，善入脾经，能健脾补中，可治疗脾胃虚弱，倦怠乏力，食少便溏
心悸，失眠	常用治心脾两虚，气血不足之心悸，失眠，健忘。心气虚，不能藏神，惊恐而不安卧者，常与人参、龙齿、远志同用

泽 泻

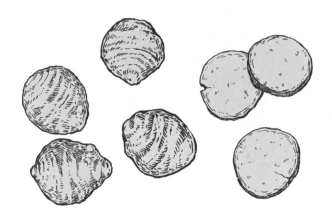

【药用部位】块茎。

【性味】甘，寒。

【归经】肾、膀胱经。

【功效】利水渗湿，泄热。

【用法】煎服，5~10g。

【适应证与应用】

水肿， 小便不利， 泄泻	能利小便而实大便，治脾胃伤冷，水谷不分，泄泻不止，与厚朴、苍术、陈皮配用。本品泄水湿，行痰饮，常治痰饮停聚，清阳不升之头目昏眩，配白术同用
淋证，遗精	治湿热淋证，常与木通、车前子等药同用。治肾阴不足，相火偏亢之遗精、潮热，则与熟地黄、山茱萸、牡丹皮同用

利尿通淋药

本类药物性味多苦、寒，或甘、淡而寒。苦能降泄，寒能清热，走下焦，尤能清利下焦湿热，以利尿通淋为主要作用，主要用于小便短赤，热淋，血淋，石淋及膏淋等证。

车前子

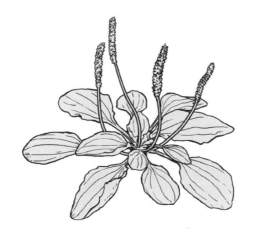

注意事项　肾虚精滑者慎用。

【药用部位】成熟种子。

【性味】甘，微寒。

【归经】肝、肾、肺、小肠经。

【功效】利尿通淋，渗湿止泻，明目，祛痰。

【用法】煎服，9~15g。宜包煎。

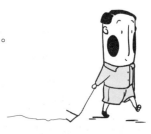

【适应证与应用】

淋证，水肿	湿热下注于膀胱而致小便淋沥涩痛者，常与清热利湿药同用；水湿停滞水肿，小便不利，可与猪苓、茯苓、泽泻同用；病久肾虚，腰重脚肿，可与牛膝、熟地黄、山茱萸、肉桂等同用
泄泻	本品尤宜于小便不利之水泻，可单用研末，米饮送服；脾虚湿盛泄泻，可配白术同用；暑湿泄泻，可与香薷、茯苓、猪苓等同用
目赤肿痛，目暗昏花，翳障	善清肝热而明目，故可治目赤涩痛；肝肾阴亏，两目昏花，常与熟地黄、菟丝子等养肝明目药同用
痰热咳嗽	用治肺热咳嗽痰多，多与清肺化痰药同用

滑 石

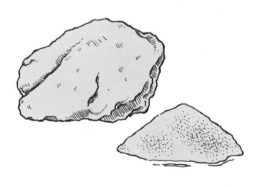

注意事项

脾虚、热病伤津及孕妇忌用。

【药用部位】硅酸盐类矿物滑石族滑石，主含含水硅酸镁 $[Mg_3 \cdot (Si_4O_{10}) \cdot (OH)_2]$。

【性味】甘、淡，寒。

【归经】膀胱、肺、胃经。

【功效】利尿通淋，清热解暑，收湿敛疮。

【用法】煎服，10~20g。宜包煎。

【适应证与应用】

热淋，石淋，尿热涩痛	本品能通利水道，是治淋证的常用药
暑湿，湿温	用治暑热烦渴，小便短赤，可与甘草同用；湿温初起及暑温夹湿，头痛恶寒，身重胸闷，脉弦细而濡，则与薏苡仁、豆蔻、苦杏仁等配用
湿疮，湿疹，痱子	本品外用有清热收湿敛疮作用

木 通

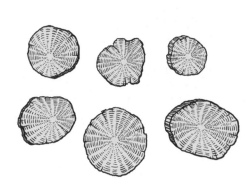

注意事项

本品有毒，故用量不宜过大，也不宜久服；肾功能不全者及孕妇忌服；内无湿热者、儿童与年老体弱者慎用。

【药用部位】藤茎。

【性味】苦，寒。有毒。

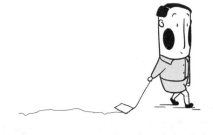

【归经】心、小肠、膀胱经。

【功效】利尿通淋，清心火，通经下乳。

【用法】煎服，3~6g。

【适应证与应用】

热淋涩痛，水肿	用治膀胱湿热，小便短赤，淋漓涩痛；用于水肿，则与猪苓、桑白皮等同用
口舌生疮，心烦尿赤	常治心火上炎，口舌生疮，或心火下移小肠而致的心烦尿赤等症
经闭乳少	用治血瘀经闭，与红花、桃仁、丹参等同用；用治乳汁短少或不通，可与王不留行、穿山甲等同用。本品还能利血脉，通关节，与桑枝、薏苡仁等同用，治疗湿热痹痛

利湿退黄药

本类药物性味多苦、寒，主入脾、胃、肝、胆经。苦、寒则能清泄湿热，故以利湿退黄为主要作用，主要用于湿热黄疸，症见目黄、身黄、小便黄等。部分药物还可用于湿疮痈肿等。

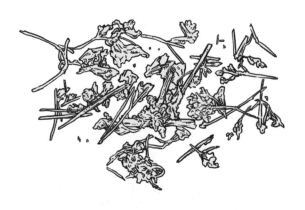

茵 陈

【**药用部位**】地上部分。

【**性味**】苦、辛，微寒。

【**归经**】脾、胃、肝、胆经。

【**功效**】清利湿热，利胆退黄。

【**用法**】煎服，6~15g。煎汤熏洗。

【**适应证与应用**】

黄疸	本品为治黄疸之要药。身目发黄，小便短赤之阳黄证，常与栀子、黄柏、大黄同用；黄疸湿重于热者，可与茯苓、猪苓同用；脾胃寒湿郁滞，阳气不得宣运之阴黄，多与附子、干姜等配用
湿疮瘙痒	本品能清利湿热，可用于湿热内蕴之风瘙瘾疹，湿疮瘙痒

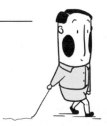

第十四章　温里药

我的生日礼物你想好了吗?

都已经准备好了,明天就能给你。

真的吗! 是什么?

希望你新的一岁能红红火火、暖暖和和的,所以我给你买了祛寒的中药,给你散散寒气~

现在7月份,我挺暖和的!

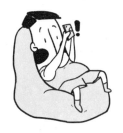

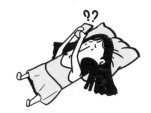

凡以温里祛寒，治疗里寒证为主的药物，称温里药，又名祛寒药。

本类药物均味辛而性温热，辛能散、行，温能通，善走脏腑而能温里祛寒，温经止痛，故可用治里寒证，尤以里寒实证为主。

本类药物因其主要归经的不同而有多种效用。主入脾胃经者，能温中散寒止痛，可用治外寒入侵，直中脾胃或脾胃虚寒证，症见脘腹冷痛、呕吐泄泻、舌淡苔白等；主入肺经者，能温肺化饮，用治肺寒痰饮证，症见痰鸣咳喘、痰白清稀、舌淡苔白滑等；主入肝经者，能暖肝散寒止痛，用治寒侵肝经的少腹痛、寒疝腹痛或厥阴头痛等；主入肾经者，能温肾助阳，用治肾阳不足证，症见阳痿宫冷、腰膝冷痛、夜尿频多、滑精遗尿等；主入心、肾两经者，能温阳通脉，用治心肾阳虚证，症见心悸怔忡、畏寒肢冷、小便不利、肢体浮肿等；或回阳救逆，用治亡阳厥逆证，症见畏寒蜷卧、汗出神疲、四肢厥逆、脉微欲绝等。

本类药物多辛热燥烈，易耗阴动火，故天气炎热时或素体火旺者当减少用量；热伏于里，热深厥深，真热假寒证禁用；凡实热证、阴虚火旺、津血亏虚者忌用；孕妇慎用。

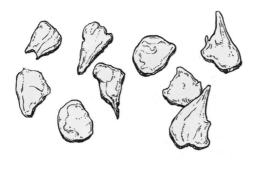

附 子

注意事项

孕妇及阴虚阳亢者忌用。反半夏、瓜蒌、川贝母、浙贝母、白蔹、白及。生品外用，内服须炮制。若内服过量，或炮制、煎煮方法不当，可引起中毒。

【药用部位】子根。

【性味】辛、甘，大热。有毒。

【归经】心、肾、脾经。

【功效】回阳救逆，补火助阳，散寒止痛。

【用法】煎服，3~15g。本品有毒，宜先煎 0.5~1 小时，至口尝无麻辣感为度。

【适应证与应用】

亡阳证	本品为"回阳救逆第一品药"。用治吐利汗出，发热恶寒，四肢拘急，手足厥冷，或大汗、大吐、大泻所致亡阳证。本品能回阳救逆，人参能大补元气，二者同用，可治亡阳兼气脱者。寒邪入里，直中三阴而见四肢厥冷，恶寒蜷卧，吐泻腹痛，脉沉迟无力或无脉者，可与干姜、肉桂、人参同用
阳虚证	用治肾阳不足、命门火衰所致阳痿滑精、宫寒不孕、腰膝冷痛、夜尿频多者，脾肾阳虚、寒湿内盛所致脘腹冷痛、大便溏泻者，脾肾阳虚、水气内停所致小便不利、肢体浮肿者，心阳衰弱、心悸气短、胸痹心痛者，以及阳虚兼外感风寒者
寒痹证	凡风寒湿痹、周身骨节疼痛者均可用本品，且尤善治寒痹痛剧者

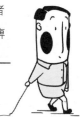

干 姜

注意事项

本品辛热燥烈，阴虚内热、血热妄行者忌用。

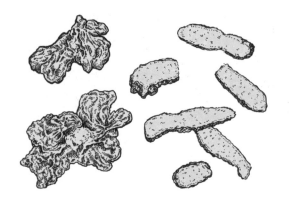

【药用部位】根茎。

【性味】辛，热。

【归经】脾、胃、肾、心、肺经。

【功效】温中散寒，回阳通脉，温肺化饮。

【用法】煎服，3~10g。

【适应证与应用】

腹痛， 呕吐， 泄泻	与党参、白术等同用，治脾胃虚寒，脘腹冷痛等。单用研末服，治寒邪直中脏腑所致腹痛。本品亦可治胃寒呕吐，上热下寒，寒热格拒，食入即吐，中寒水泻等症
亡阳证	用治心肾阳虚，阴寒内盛所致亡阳厥逆，脉微欲绝者，每与附子相须为用
寒饮喘咳	用治寒饮喘咳，形寒背冷，痰多清稀

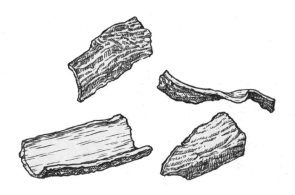

肉 桂

【药用部位】树皮。

【性味】辛、甘，大热。

【归经】肾、脾、心、肝经。

【功效】补火助阳，散寒止痛，温经通脉，引火归元。

【用法】煎服，1~4.5g，宜后下或焗服；研末冲服，每次 1~2g。

【适应证与应用】

阳痿，宫冷	本品为治命门火衰之要药。用治肾阳不足，命门火衰的阳痿宫冷，腰膝冷痛，夜尿频多，滑精遗尿等
腹痛，寒疝	用治寒邪内侵或脾胃虚寒的脘腹冷痛及寒疝腹痛
腰痛，胸痹，阴疽，闭经，痛经	用治风寒湿痹，尤以治寒痹腰痛为主；胸阳不振，寒邪内侵的胸痹心痛；阳虚寒凝，血滞痰阻的阴疽、流注；冲任虚寒，寒凝血滞的闭经、痛经等症
虚阳上浮诸症	用治元阳亏虚，虚阳上浮的面赤、虚喘、汗出、心悸、失眠、脉微弱

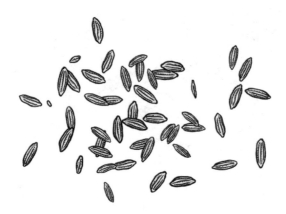

小茴香

【药用部位】成熟果实。

【性味】辛，温。

【归经】肝、肾、脾、胃经。

【功效】散寒止痛，理气和胃。

【用法】煎服，3~6g。

【适应证与应用】

寒疝腹痛，睾丸偏坠胀痛，少腹冷痛，痛经	用治寒疝腹痛；亦可炒热，布裹温熨腹部。本品还可治肝气郁滞，睾丸偏坠胀痛，肝经受寒之少腹冷痛，或冲任虚寒之痛经
中焦虚寒气滞证	用治胃寒气滞之脘腹胀痛，脾胃虚寒的脘腹胀痛、呕吐食少

第十五章　理气药

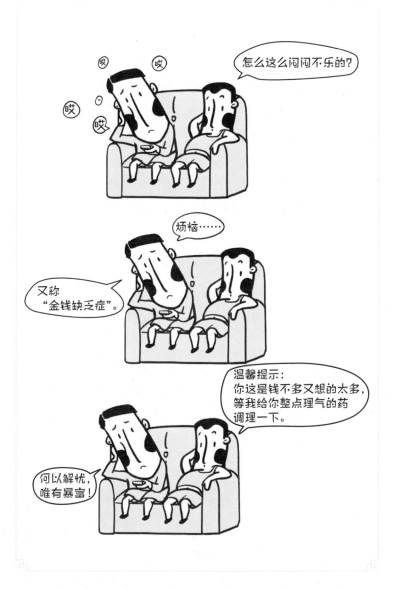

凡以疏理气机为主要作用、治疗气滞或气逆证的药物，称为理气药，又名行气药。

理气药性味多辛、苦、温而芳香。其味辛能行，味苦能泄，芳香能走窜，性温能通行，故有调理气机即行气、降气、解郁、散结的作用。并可通过畅达气机、消除气滞而达到止痛之效。因本类药物主归脾、胃、肝、肺经，以其性能不同，而分别具有理气健脾、疏肝解郁、理气宽胸、行气止痛、破气散结等功效。

理气药主要用治脾胃气滞所致脘腹胀痛、嗳气吞酸、恶心呕吐、腹泻或便秘等；肝气郁滞所致胁肋胀痛、抑郁不乐、疝气疼痛、乳房胀痛、月经不调等；肺气壅滞所致胸闷胸痛、咳嗽气喘等。

本类药物性多辛温香燥，易耗气伤阴，故气阴不足者慎用。

陈 皮

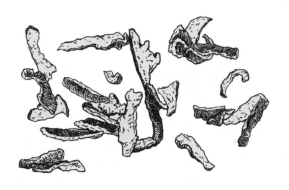

【药用部位】成熟果皮。

【性味】辛、苦，温。

【归经】脾、肺经。

【功效】理气健脾，燥湿化痰。

【用法】煎服，3~9g。

【适应证与应用】

脾胃气滞证	本品苦温而燥，故对寒湿阻中之气滞最宜。用治中焦寒湿脾胃气滞，脘腹胀痛、恶心呕吐、泄泻等
呕吐、呃逆	陈皮辛香而行，善疏理气机、调畅中焦而使之升降有序。治疗呕吐、呃逆，常配伍生姜、竹茹、大枣；治疗脾胃寒冷，呕吐不止，可与生姜、甘草同用
湿痰、寒痰咳嗽	本品为治痰之要药。治湿痰咳嗽，多与半夏、茯苓等同用；治寒痰咳嗽，多与干姜、细辛、五味子等同用；治脾虚失运而致痰湿犯肺者，可与党参、白术同用
胸痹	治疗胸痹、胸中气塞短气，可配伍枳实、生姜

乌 药

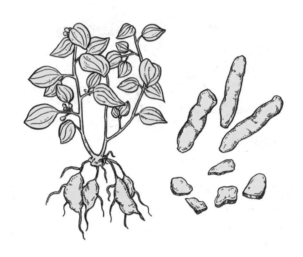

【药用部位】块根。

【性味】辛，温。

【归经】肺、脾、肾、膀胱经。

【功效】行气止痛，温肾散寒。

【用法】煎服，3~9g。

【适应证与应用】

寒凝气滞 胸腹诸痛证	用治胸腹胁肋闷痛，脘腹胀痛，寒疝腹痛，寒凝气滞痛经
尿频，遗尿	用治肾阳不足、膀胱虚冷之小便频数、小儿遗尿

香 附

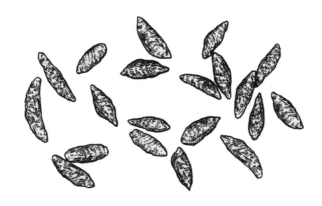

【药用部位】根茎。

【性味】辛、微苦、微甘，平。

【归经】肝、脾、三焦经。

【功效】疏肝解郁，调经止痛，理气调中。

【用法】煎服，6~9g。醋炙止痛力增强。

【适应证与应用】

肝郁气滞胁痛、腹痛	本品为疏肝解郁，行气止痛之要药
月经不调，痛经，乳房胀痛	本品辛行苦泄，善于疏理肝气，调经止痛，为妇科调经之要药
气滞腹痛	治疗脘腹胀痛、胸膈噎塞、噫气吞酸、纳呆，可配砂仁、甘草同用

第十六章　消食药

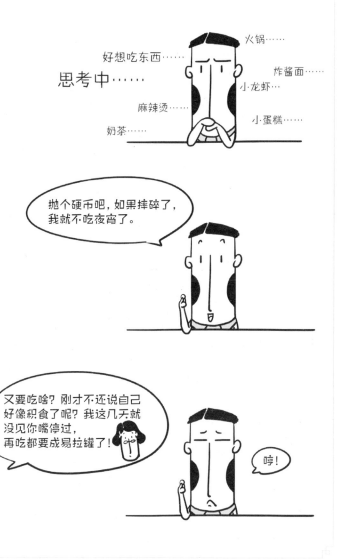

凡以消化食积为主要作用，主治饮食积滞的药物，称为消食药。

消食药多味甘性平，主归脾、胃二经。具消食化积、健脾开胃、和中之功。主治宿食停留，饮食不消所致之脘腹胀满、嗳气吞酸、恶心呕吐、不思饮食、大便失常，以及脾胃虚弱，消化不良等症。

本类药物虽多数效缓，但仍不乏耗气之弊，故气虚而无积滞者慎用。

山楂

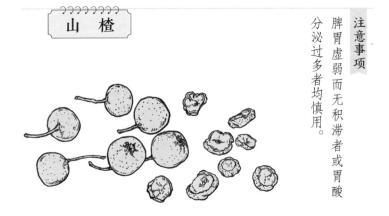

注意事项

脾胃虚弱而无积滞者或胃酸分泌过多者均慎用。

【药用部位】成熟果实。

【性味】酸、甘，微温。

【归经】脾、胃、肝经。

【功效】消食化积，行气散瘀。

【用法】煎服，10~15g，大剂量30g。生山楂、炒山楂多用于消食散瘀，焦山楂、山楂炭多用于止泻痢。

【适应证与应用】

饮食积滞	用治各种饮食积滞，尤为消化油腻肉食积滞之要药。凡肉食积滞之脘腹胀满、嗳气吞酸、腹痛便溏者，均可应用
泻痢腹痛，疝气痛	山楂入肝经，能行气散结止痛，炒用兼能止泻止痢。治泻痢腹痛，可单用焦山楂水煎服，或用山楂炭研末服；亦可与木香、槟榔等同用。治疝气痛，常与橘核、荔枝核等同用
瘀阻胸腹痛，痛经	治瘀滞胸胁痛，常与川芎、桃仁、红花等同用；治疗产后瘀阻腹痛、恶露不尽或痛经、经闭，朱丹溪经验方即单用本品加糖水煎服；亦可与当归、香附、红花同用

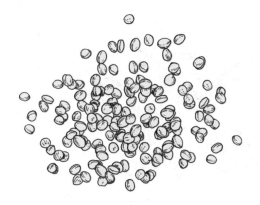

莱菔子

注意事项

本品辛散耗气，故气虚及无食积、痰滞者慎用。不宜与人参同用。

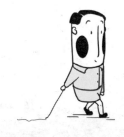

【药用部位】成熟种子。

【性味】辛、甘，平。

【归经】肺、脾、胃经。

【功效】消食除胀，降气化痰。

【用法】煎服，6~10g。生用吐风痰，炒用消食下气化痰。

【适应证与应用】

食积气滞	本品尤善行气消胀。与山楂、神曲、陈皮同用，治食积气滞所致的脘腹胀满或疼痛，嗳气吞酸；若再配白术，可攻补兼施，治疗食积气滞兼脾虚者
咳喘痰多，胸闷食少	本品尤宜治咳喘痰壅，胸闷兼食积者，单用为末服；或与芥子、紫苏子等同用

鸡内金

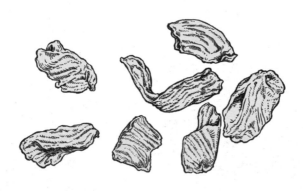

注意事项

脾虚无积滞者慎用。

【药用部位】沙囊内壁。

【性味】甘，平。

【归经】脾、胃、小肠、膀胱经。

【功效】消食健胃，涩精止遗。

【用法】煎服，3~10g；研末服，每次 1.5~3g。研末服效果比煎剂好。

【适应证与应用】

饮食积滞，小儿疳积	本品广泛用于米面薯芋乳肉等各种食积证。病情较轻者，单味研末服即有效，如《千金方》独用治消化不良引起反胃吐食；配山楂、麦芽等，可增强消食导滞作用，治疗食积较重者；与白术、山药、使君子等同用，可治小儿脾虚疳积
肾虚遗精、遗尿	以鸡内金单味炒焦研末，温酒送服治遗精；配菟丝子、桑螵蛸等，可治遗尿
砂石淋证，胆结石	用治小便淋漓，痛不可忍。现常与金钱草等药同用，治砂石淋证或胆结石

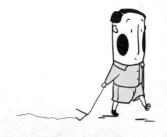

第十七章　止血药

我给你讲个好笑的事儿，
谁不笑谁就是小狗！

行，你说吧！

我有个朋友前几天便血了，去找医生开止血药，那个医生特别负责，
跟他说了好多关于止血药的功效，能治咯血、吐血、便血、尿血
……&%￥*……%￥#

他没吃药，
因为后来发现
他便血是因为
前一天吃了
红心火龙果
导致的！

后来呢，你那个朋友好了吗？

哈哈哈哈哈哈哈哈哈哈哈哈哈哈哈哈哈哈！

汪……

凡以阻止体内外出血，治疗各种出血病证为主的药物，称止血药。

止血药均入血分，因心主血、肝藏血、脾统血，故本类药物以归心、肝、脾经为主，尤以归心、肝二经者为多。均具有止血作用。

止血药主要用治咯血、衄血、吐血、便血、尿血、崩漏、紫癜以及外伤出血等体内外各种出血病证。

一般而言，止血药炒炭后，其性变苦、涩，可增强止血之效，但并非所有的止血药均宜炒炭用，有些止血药炒炭后，止血作用并不增强，反而降低，故仍以生品或鲜用为佳。因此，止血药是否炒炭用，应视具体药物而定，不可一概而论。

凉血止血药

本类药物性属寒凉，味多甘苦，入血分，能清泄血分之热而止血，适用于血热妄行所致的各种出血病证。本类药物虽有凉血之功，但清热作用不强，在治疗血热出血病证时，常需配清热凉血药物同用。若治血热夹瘀之出血，宜配伍化瘀止血药，或少量的化瘀行气之品。急性出血较甚者，可配伍收敛止血药以加强止血之效。

本类药物均为寒凉之品，原则上不宜用于虚寒性出血。又因其寒凉易于凉遏留瘀，故不宜过量久服。

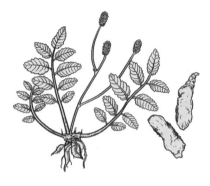

地　榆

【**药用部位**】根。

【**性味**】苦、酸、涩，微寒。

【**归经**】肝、大肠经。

【**功效**】凉血止血，解毒敛疮。

【**用法**】煎服，10~15g，大剂量可用至 30g；或入丸、散。止血多炒炭用，解毒敛疮多生用。

【**适应证与应用**】

血热出血证	本品味兼酸涩，又能收敛止血，可用治多种血热出血之证。又因其性下降，故尤宜于下焦之便血、痔血、崩漏下血
烫伤，湿疹，疮疡痈肿	本品为治水火烫伤之要药，可单味研末麻油调敷，或配大黄粉，或配黄连、冰片研末调敷；用治湿疹及皮肤溃烂，可浓煎外洗，或用纱布浸药外敷，亦可配煅石膏、枯矾研末外掺敷患处；本品清热凉血，又能解毒消肿，对于疮疡痈肿，无论成脓与否均可运用。初起未成脓者，可单用地榆煎汁浸洗，或湿敷患处；已成脓者，可用单味鲜地榆叶，或配伍其他清热解毒药，捣烂外敷局部

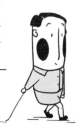

化瘀止血药

　　本类药物既能止血，又能化瘀，具有止血而不留瘀的特点，适用于瘀血内阻，血不循经之出血病症。部分药物尚能消肿、止痛，还可用治跌打损伤、经闭、瘀滞心腹疼痛等病症。本类药物虽适用于出血兼有瘀滞之证，然随证配伍也可用于其他各种出血之证。

　　本类药物具行散之性，对于出血而无瘀者及孕妇宜慎用。

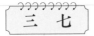

三七

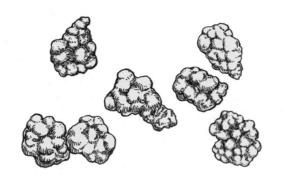

注意事项

孕妇慎用。

　　【药用部位】根。

　　【性味】甘、微苦，温。

　　【归经】肝、胃经。

【功效】化瘀止血，活血定痛。

【用法】多研末吞服，1~1.5g；煎服，3~10g，亦入丸、散。外用适量，研末外掺或调敷。

【适应证与应用】

出血证	本品对人体内外各种出血，无论有无瘀滞，均可应用，尤以有瘀滞者为宜
跌打损伤，瘀血肿痛	本品为伤科之要药。对于跌打损伤，或筋骨折伤，瘀血肿痛等，皆为首选药物
虚损劳伤	本品有补虚强壮的作用，民间用治虚损劳伤，常与猪肉炖服

?????????? 茜 草

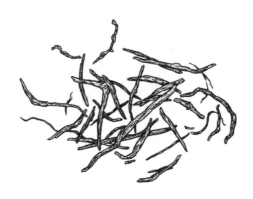

【药用部位】根及根茎。

【性味】苦，寒。

【归经】肝经。

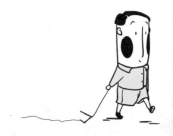

【功效】凉血化瘀止血，通经。

【用法】煎服，10~15g，大剂量可用30g；亦入丸、散。止血炒炭用，活血通经生用或酒炒用。

【适应证与应用】

出血证	本品用治血热妄行或血瘀脉络之出血证，对于血热夹瘀的各种出血证，尤为适宜
血瘀经闭，跌打损伤，风湿痹痛	本品可用治血瘀经络闭阻之证，尤为妇科调经要药

收敛止血药

本类药物大多味涩，或为炭类，或质黏，故能收敛止血。广泛用于各种出血病症。

然其收涩，有留瘀恋邪之弊，临证每多与化瘀止血药或活血祛瘀药同用。对于出血有瘀或出血初期邪实者，当慎用之。

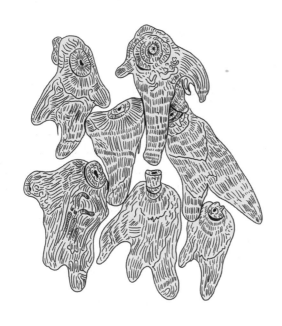

白　及

注意事项

不宜与乌头类药材同用。

【**药用部位**】块茎。

【**性味**】苦、甘、涩，寒。

【**归经**】肺、胃、肝经。

【**功效**】收敛止血，消肿生肌。

【**用法**】煎服，3~10g；大剂量可用至30g；亦可入丸、散，入散剂，每次用2~5g；研末吞服，每次1.5~3g。外用适量。

【适应证与应用】

出血证	本品为收敛止血之要药,可用治体内外诸出血证。如验方独圣散,治诸内出血证,用单味研末,糯米汤调服;治咯血,可配伍枇杷叶、阿胶等;用治吐血,可与茜草、生地黄、牡丹皮、牛膝等煎服;用治衄血,可以研末,童便调服;也可以研末冷水调,用纸花贴鼻窍中。用治外伤或金创出血,可单味研末掺或水调外敷;《普济方》治金疮出血不止,以之与白蔹、黄芩、龙骨等研细末,掺疮口上
痈肿疮疡,手足皲裂,水火烫伤	本品为外疡消肿生肌的常用药。对于疮疡,无论未溃或已溃均可应用。疮疡初期,可单用本品研末外敷,或与银花、皂角刺、乳香等同用;疮痈已溃,久不收口者,以之与黄连、浙贝母、轻粉、五倍子等为末外敷。治手足皲裂,可以之研末,麻油调涂,能促进裂口愈合;治水火烫伤,可以本品研末,用油调敷,或以白及粉、煅石膏粉、凡士林调膏外用,能促进生肌结痂

温经止血药

本类药物性属温热,能温内脏,益脾阳,固冲脉而统摄血液,具有温经止血之效。适用于脾不统血,冲脉失固之虚寒性出血病症。应用时,若属脾不统血者,应配益气健脾药;属肾虚冲脉失固者,宜配益肾暖宫之品。

本类药物性温热,热盛火旺之血证忌用。

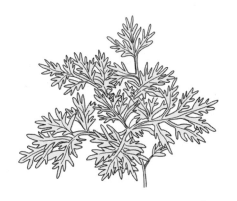

【药用部位】叶。

【性味】辛、苦，温。有小毒。

【归经】肝、脾、肾经。

【功效】温经止血，散寒调经，安胎。

【用法】煎服，3~10g。外用适量。温经止血宜炒炭用，余生用。

【适应证与应用】

出血证	本品为温经止血之要药，适用于虚寒性出血病症，尤宜于崩漏。主治下元虚冷，冲任不固所致的崩漏下血，可单用本品，水煎服，或与阿胶、芍药、干地黄等同用。本品温经止血，配伍生地黄、生荷叶、生柏叶等清热凉血药，可治疗血热妄行所致的吐血、衄血、咯血等多种出血证。艾叶之用，既可加强止血，又可防大多寒凉药物而致凉遏留瘀之弊

月经不调，痛经	本品为治妇科下焦虚寒或寒客胞宫之要药。常用于下焦虚寒之月经不调、经行腹痛、寒宫不孕及带下清稀等证，与香附、川芎、白芍、当归等同用；若虚冷较甚者，再配伍吴茱萸、肉桂等。用治脾胃虚寒所致的脘腹冷痛，可以单味艾叶煎服，或以之炒热熨敷脐腹，或配伍温中理气之品
胎动不安	本品为妇科安胎之要药。临床多与阿胶、桑寄生等同用

第十八章　活血化瘀药

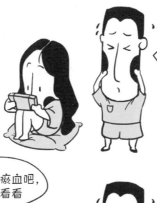

啊～
你看我舌头，
好像有点发紫，
最近还肚子痛、
头痛、腰痛、
膝盖痛、哪都痛，
还水肿……

那可能是瘀血吧，
你去医院看看

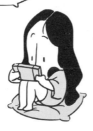
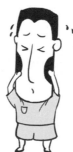

哼，你都不看我，
就知道玩游戏，
我生气了！
决定5分钟不理你！

30分钟吧，
我打把游戏……

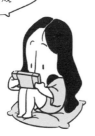

凡以通利血脉，促进血行，消散瘀血为主要功效，用于治疗瘀血病证的药物，称活血化瘀药，或活血祛瘀药，简称活血药，或化瘀药。其中活血作用较强者，又称破血药，或逐瘀药。

活血化瘀药，性味多为辛、苦、温，部分动物类药味咸，主入心、肝二经。味辛则能散、能行，味苦则通泄，且均入血分，故能行血活血，使血脉通畅，瘀滞消散。

本类药物行散力强，易耗血动血，不宜用于妇女月经过多以及其他出血证而无瘀血现象者；对于孕妇尤当慎用或忌用。

活血止痛药

本类药物多具辛味，辛散善行，既入血分，又入气分，活血每兼行气，有良好的止痛效果，主治气血瘀滞所致的各种痛证，如头痛、胸胁痛、心腹痛、痛经、产后腹痛、肢体痹痛、跌打损伤之瘀痛等。也可用于其他瘀血病症。

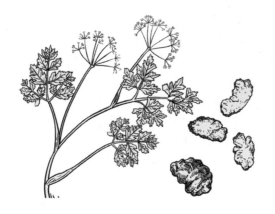

川 芎

【**药用部位**】根茎。

【**性味**】辛，温。

【**归经**】肝、胆、心包经。

【**功效**】活血行气，祛风止痛。

【**用法**】煎服，3~9g。

【**适应证与应用**】

血瘀气滞痛证	本品为"血中之气药"，具通达气血功效，故治气滞血瘀之胸胁、腹部诸痛
头痛，风湿痹痛	本品为治头痛要药。无论风寒、风热、风湿、血虚、血瘀头痛均可随证配伍用之，故李东垣言："头痛须用川芎"

延胡索

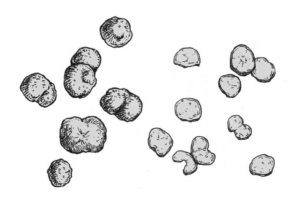

【药用部位】块茎。

【性味】辛、苦，温。

【归经】心、肝、脾经。

【功效】活血，行气，止痛。

【用法】煎服，3~10g。研粉吞服，每次 1~3g。

【适应证与应用】

心血瘀阻之胸痹心痛	配丹参、桂枝、薤白、瓜蒌等药
热证胃痛	配川楝子
寒证胃痛	配桂枝（或肉桂）、高良姜
气滞胃痛	配香附、木香、砂仁
瘀血胃痛	配丹参、五灵脂等药
中虚胃痛	配党参、白术、白芍等药

续表

肝郁气滞之胸胁痛	配柴胡、郁金
肝郁化火之胸胁痛	配川楝子、山栀
寒疝腹痛	配小茴香、吴茱萸等药
气滞血瘀之痛经、月经不调、产后瘀滞腹痛	配当归、红花、香附等药
跌打损伤、瘀肿疼痛	配乳香、没药
风湿痹痛	配秦艽、桂枝

活血调经药

　　凡以调畅血脉，通经止痛为主要功效的药物，称活血调经药。本类药物性能大多辛散苦泄，主归肝经血分，具有活血散瘀之功，尤善通畅血脉而调经水。主治血行不畅所致的月经不调，痛经，经闭及产后瘀滞腹痛；亦常用于瘀血痛证，癥瘕，跌打损伤，疮痈肿毒。妇女瘀滞经产之证，多与肝之疏泄失常有关，故在使用活血调经药时，常配伍疏肝理气之品。

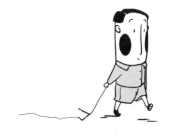

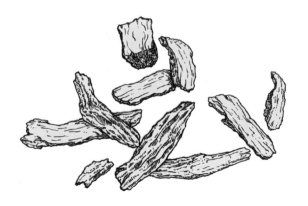

丹 参

注意事项

反藜芦。孕妇慎用。

【**药用部位**】根及根茎。

【**性味**】苦，微寒。

【**归经**】心、心包、肝经。

【**功效**】活血调经，祛瘀止痛，凉血消痈，除烦安神。

【**用法**】煎服，5~15g。活血化瘀宜酒炙用。

【**适应证与应用**】

月经不调， 闭经痛经， 产后瘀滞腹痛	本品临床常用于月经不调、经闭、痛经及产后瘀滞腹痛。因其性偏寒凉，对血热瘀滞之证尤为适宜
血瘀心痛， 脘腹疼痛， 癥瘕积聚， 跌打损伤， 风湿痹证	用治血脉瘀阻之胸痹心痛，脘腹疼痛，可配伍砂仁、檀香；治癥瘕积聚，可配伍三棱、莪术、鳖甲等药；治跌打损伤，肢体瘀血作痛，常与当归、乳香、没药等同用；治风湿痹证，可配伍防风、秦艽等祛风除湿药

续表

疮痈肿毒	本品性寒，既能凉血活血，又能清热消痈，可用于热毒瘀阻引起的疮痈肿毒。如治乳痈初起，可与金银花、连翘等同用
热病烦躁神昏，心悸失眠	用于热病邪入心营之烦躁不寐，甚或神昏，可配生地黄、玄参、黄连、竹叶等；用于血不养心之失眠、心悸，常与生地黄、酸枣仁、柏子仁等同用

桃仁

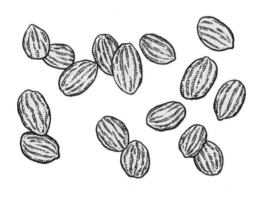

注意事项

孕妇忌用。便溏者慎用。

本品有毒，不可过量。

【药用部位】成熟种子。

【性味】苦、甘，平。有小毒。

【归经】心、肝、大肠经。

【功效】活血祛瘀，润肠通便，止咳平喘。

【用法】煎服，5~10g，捣碎用。桃仁霜入汤剂宜包煎。

【适应证与应用】

瘀血阻滞诸证	本品又称破血药。治瘀血经闭、痛经，常与红花相须为用，并配当归、川芎、赤芍等；产后瘀滞腹痛，常配伍炮姜、川芎等；瘀血日久之癥瘕痞块，常配桂枝、牡丹皮、赤芍等药，或配三棱、莪术等药；瘀滞较重，须破血逐瘀，可配伍大黄、芒硝、桂枝等药；跌打损伤，瘀肿疼痛，常配当归、红花、大黄等药
肺痈，肠痈	本品配清热解毒药，常用治肺痈、肠痈等证。治肺痈可配苇茎、冬瓜仁等药；治肠痈配大黄、牡丹皮等药
肠燥便秘	常配伍当归、火麻仁、瓜蒌仁等
咳嗽气喘	本品有止咳平喘之功

泽兰

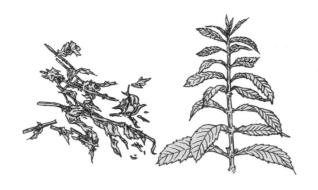

注意事项

血虚及无瘀滞者慎用。

【药用部位】地上部分。

【性味】苦、辛，微温。

【归经】肝、脾经。

【功效】活血调经，利水消肿。

【用法】煎服，10~15g。

【适应证与应用】

血瘀经闭，痛经，产后瘀滞腹痛	用治血瘀而兼血虚者，则与当归、白芍等同用以活血补血
跌打损伤，瘀肿疼痛，疮痈肿毒	治胸胁损伤疼痛，常配丹参、郁金、延胡索等；治疮痈肿毒，可单用捣碎，亦可配伍银花、黄连、赤芍等
水肿，腹水	本品与防己等份为末，醋汤调服，治疗产后水肿。治腹水身肿，宜配伍白术、茯苓、防己、车前子等

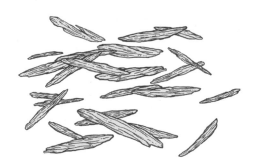

牛　膝

注意事项

本品为动血之品，性专下行，孕妇及月经过多者忌服。中气下陷，脾虚泄泻，下元不固，多梦遗精者慎用。

【药用部位】根。

【性味】苦、甘、酸，平。

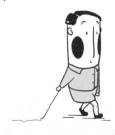

【归经】肝、肾经。

【功效】活血通经，补肝肾，强筋骨，利水通淋，引火（血）下行。

【用法】煎服，6~15g。活血通经、利水通淋、引火（血）下行宜生用；补肝肾、强筋骨宜酒炙用。

【适应证与应用】

瘀血阻滞之经闭、痛经、经行腹痛、胞衣不下，跌仆伤痛	本品尤多用于妇科经产诸疾以及跌打伤痛
腰膝酸痛，下肢痿软	本品既能活血祛瘀，又能补益肝肾，强筋健骨，兼能祛除风湿，故既可用于肝肾亏虚之腰痛、腰膝酸软；又可用于痹痛日久，腰膝酸痛，湿热成痿，足膝痿软
淋证，水肿，小便不利	治热淋、血淋、砂淋，常配冬葵子、瞿麦、车前子、滑石；治水肿、小便不利，常配地黄、泽泻、车前子
头痛，眩晕，齿痛，口舌生疮，吐血，衄血	本品可用治肝阳上亢之头痛眩晕，胃火上炎之齿龈肿痛、口舌生疮，气火上逆、迫血妄行之吐血、衄血

鸡血藤

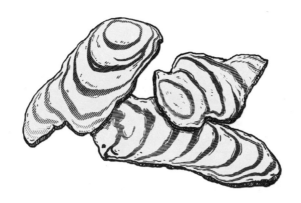

【药用部位】藤茎。

【性味】苦、微甘，温。

【归经】肝、肾经。

【功效】行血补血，调经，舒筋活络。

【用法】煎服，10~30g。或浸酒服，或熬膏服。

【适应证与应用】

月经不调，痛经，闭经	治血瘀之月经不调、痛经、闭经，可配伍当归、川芎、香附等；治血虚月经不调、痛经、闭经，则配当归、熟地黄、白芍等
风湿痹痛，手足麻木，肢体瘫痪，血虚萎黄	治风湿痹痛，肢体麻木，可配伍祛风湿药；治中风手足麻木，肢体瘫痪，常配伍益气活血通络药；治血虚不养筋之肢体麻木及血虚萎黄，多配益气补血药之黄芪、当归等

活血疗伤药

凡以活血疗伤，治疗伤科疾患为主的药物，称为活血疗伤药。本类药物性味多辛、苦、咸，主归肝、肾经，功善活血化瘀，消肿止痛，续筋接骨，止血生肌敛疮，主要适用于跌打损伤、瘀肿疼痛、骨折筋损、金疮出血等伤科疾患。也可用于其他一般血瘀病证。

骨折筋伤病证，多与肝、肾有关，故使用本类药物时，当配伍补肝肾、强筋骨药，以促进骨折伤损的愈合恢复。

??????????
土鳖虫

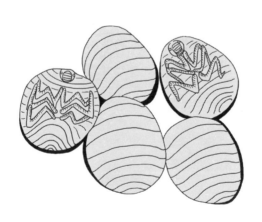

【药用部位】雌虫干燥体。

【性味】咸，寒。有小毒。

【归经】肝经。

【功效】破血逐瘀，续筋接骨。

【用法】煎服，3~10g；研末服，1~1.5g，黄酒送服。外用适量。

【适应证与应用】

跌打损伤，筋伤骨折，瘀肿疼痛	本品为伤科常用药，尤多用于骨折筋伤，瘀血肿痛。可单用研末调敷，或研末黄酒冲服；临床常与自然铜、骨碎补、乳香等同用；骨折筋伤后期，筋骨软弱，常配续断、杜仲等药
血瘀经闭，产后瘀滞腹痛，积聚痞块	治血瘀经闭，产后瘀滞腹痛，常与大黄、桃仁等同用；治干血成劳，经闭腹满，肌肤甲错者，则配伍大黄、水蛭等；治积聚痞块，常配伍柴胡、桃仁、鳖甲以化瘀消癥

破血消癥药

凡药性峻猛，以破血逐瘀为主要功效的药物，称破血消癥药。本类药物味多辛、苦，虫类药居多，兼有咸味，均归肝经血分。药性峻猛，走而不守，能破血逐瘀、消癥散积，主治瘀血时间长、程度重的癥瘕积聚。亦可用于血瘀经闭、瘀肿疼痛、偏瘫等。

本类药物药性峻猛，大都有毒，易耗气、动血、伤阴，所以凡出血证，阴血亏虚、气虚体弱者及孕妇，当忌用或慎用。

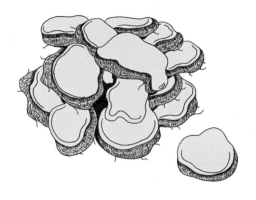

莪 术

【药用部位】根茎。

【性味】辛、苦，温。

【归经】肝、脾经。

【功效】破血行气，消积止痛。

【用法】煎服，3~15g。醋制后可加强祛瘀止痛作用。外用适量。

【适应证与应用】

癥瘕积聚，经闭，心腹疼痛	治癥瘕痞块，常与三棱、当归、香附等同用；治胁下痞块，可配丹参、三棱、鳖甲、柴胡等药；治血瘀经闭、痛经，常配当归、红花、牡丹皮等；治胸痹心痛，配伍丹参、川芎等；治体虚而瘀血久留不去，配伍黄芪、党参等以消补兼施
食积脘腹胀痛	用治食积不化之脘腹胀痛，可配伍青皮、槟榔用；治脾虚食积之脘腹胀痛，可配伍党参、茯苓、白术等补气健脾药

第十九章　化痰止咳平喘药

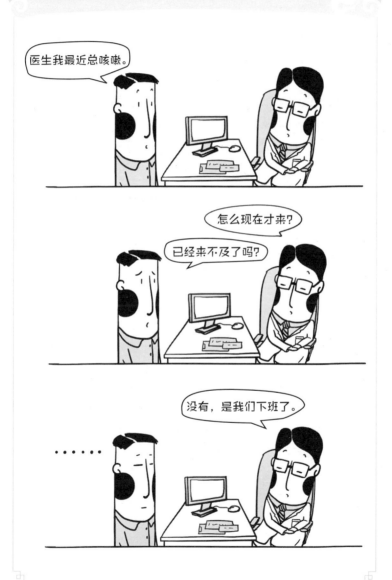

凡能祛痰或消痰，治疗以"痰证"为主的药物，称化痰药。以制止或减轻咳嗽和喘息为主要作用的药物，称止咳平喘药。

化痰药主治痰证。痰，既是病理产物，又是致病因子，它"随气升降，无处不到"，所以痰证甚多，如痰阻于肺之咳喘痰多；痰蒙心窍之昏厥、癫痫；痰蒙清阳之眩晕；痰扰心神之睡眠不安；肝风夹痰之中风、惊厥；痰阻经络之肢体麻木，半身不遂，口眼㖞斜；痰火（气）互结之瘰疬、瘿瘤；痰凝肌肉，流注骨节之阴疽流注等，皆可用化痰药治之。止咳平喘药用于外感、内伤所致的各种咳嗽和喘息。

应用本章药物，除应根据病证不同，有针对性地选择不同的化痰药及止咳平喘药外，因咳喘每多夹痰，痰多易发咳嗽，故化痰、止咳、平喘三者常配伍同用。

温化寒痰药

本节药物，味多辛、苦，性多温燥，主归肺、脾、肝经，有温肺祛寒，燥湿化痰之功，部分药物外用有消肿止痛的作用。温化寒痰药主治寒痰、湿痰证，如咳嗽气喘、痰多色白、苔腻等症；以及由寒痰、湿痰所致的眩晕、肢体麻木、阴疽流注，以及疮痈肿毒。温燥之性强的温化寒痰药，不宜用于热痰、燥痰之证。

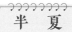

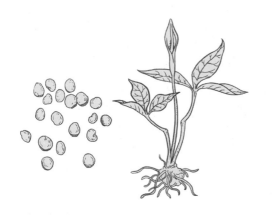

注意事项

本品不宜与乌头类药材同用。其性温燥，阴虚燥咳、血证、热痰、燥痰者慎用。

【药用部位】块茎。

【性味】辛，温。有毒。

【归经】脾、胃、肺经。

【功效】燥湿化痰，降逆止呕，消痞散结；外用消肿止痛。

【用法】煎服，3~10g，一般宜制过用。炮制品中有姜半夏、法半夏等，其中姜半夏长于降逆止呕，法半夏长于燥湿且温性较弱，半夏曲则有化痰消食之功，竹沥半夏能清化热痰，主治热痰、风痰之证。

【适应证与应用】

湿痰、寒痰证	本品为燥湿化痰，温化寒痰之要药，尤善治脏腑湿痰
呕吐	本品为止呕要药。各种原因的呕吐，皆可随证配伍用之，对痰饮或胃寒所致的胃气上逆呕吐尤宜

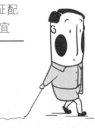

心下痞，结胸，梅核气	半夏辛开散结，化痰消痞。治痰热阻滞致心下痞满者，常配干姜、黄连、黄芩以苦辛通降，开痞散结；配瓜蒌、黄连，可治痰热结胸；治梅核气，气郁痰凝者，配紫苏、厚朴、茯苓等，以行气解郁，化痰散结
瘿瘤，痰核，痈疽肿毒，毒蛇咬伤	治瘿瘤痰核，常配昆布、海藻、浙贝母等；治痈疽发背、无名肿毒初起或毒蛇咬伤，可生品研末调敷或鲜品捣敷

芥 子

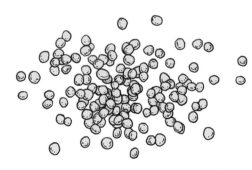

注意事项

本品辛温走散，耗气伤阴，久咳肺虚及阴虚火旺者忌用；消化道溃疡、出血者及皮肤过敏者忌用。用量不宜过大。

【**药用部位**】种子。

【**性味**】辛，温。

【**归经**】肺、胃经。

【**功效**】温肺化痰，利气散结，通络止痛。

【**用法**】煎服，3~6g。外用适量，研末调敷，或发泡用。

【适应证与应用】

寒痰喘咳，悬饮	本品可治寒痰壅肺，咳喘胸闷，痰多难咯；饮咳喘，胸满胁痛；冷哮日久等
阴疽流注，肢体麻木，关节肿痛	本品善散"皮里膜外"之痰。用治痰湿流注所致的阴疽肿毒，痰湿阻滞经络之肢体麻木或关节肿痛

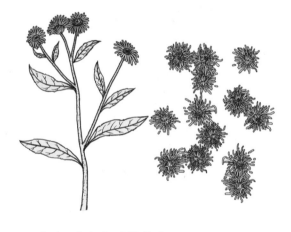

旋覆花

注意事项

阴虚劳嗽，津伤燥咳者忌用。

【药用部位】头状花序。

【性味】苦、辛、咸，微温。

【归经】肺、胃经。

【功效】降气行水化痰，降逆止呕。

【用法】煎服，3~10g。本品有绒毛，易刺激咽喉作痒而致呛咳呕吐，故宜包煎。

咳喘痰多，痰饮蓄结，胸膈痞满	用治寒痰咳喘，常配紫苏子、半夏；属痰热者，则须配桑白皮、瓜蒌以清热化痰；顽痰胶结，胸中满闷者，则配海浮石、海蛤壳等以化痰软坚
噫气，呕吐	用治痰浊中阻，胃气上逆而噫气呕吐，胃脘痞癥者，配代赭石、半夏、生姜等

清化热痰药

本节药物性多寒凉，有清化热痰之功，部分药物质润，兼能润燥；部分药物味咸，兼能软坚散结。清化热痰药主治热痰证，如咳嗽气喘，痰黄质稠者。药性寒凉的清热化痰药、润燥化痰药，寒痰与湿痰证不宜用。

川贝母

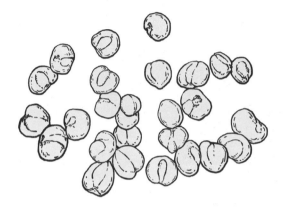

注意事项

本品不宜与乌头类药材同用。

脾胃虚寒及有湿痰者不宜用。

【药用部位】鳞茎。

【性味】苦、甘，微寒。

【归经】肺、心经。

【功效】清热化痰，润肺止咳，散结消肿。

【用法】煎服，3~10g；研末服 1~2g。

【适应证与应用】

虚劳咳嗽，肺热燥咳	本品尤宜于内伤久咳，燥痰、热痰之证
瘰疬，乳痈，肺痈	用治痰火郁结之瘰疬，常配玄参、牡蛎等药；治热毒壅结之乳痈、肺痈，常配蒲公英、鱼腥草等以清热解毒，消肿散结

注意事项

同川贝母。

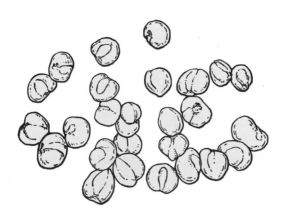

【药用部位】鳞茎。

【性味】苦，寒。

【归经】肺、心经。

【功效】清热化痰，散结消痈。

【用法】煎服，3~10g。

【适应证与应用】

风热、痰热咳嗽	本品多用于治风热咳嗽及痰热郁肺之咳嗽，前者常配桑叶、牛蒡子，后者多配瓜蒌、知母等
瘰疬，瘿瘤，乳痈疮毒，肺痈	用治痰火瘰疬结核，配玄参、牡蛎等；治瘿瘤，配海藻、昆布；治疮毒乳痈，多配连翘、蒲公英等，内服、外用均可；治肺痈咳吐脓血，常配鱼腥草、芦根、桃仁等

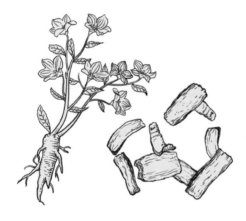

桔　梗

注意事项

本品性升散，凡气机上逆之呕吐、呛咳、眩晕、阴虚火旺之咳血等不宜用，胃、十二指肠溃疡者慎服。用量过大易致恶心呕吐。

【药用部位】根。

【性味】苦、辛，平。

【归经】肺经。

【功效】宣肺，祛痰，利咽，排脓。

【用法】煎服，3~10g；或入丸、散。

【适应证与应用】

咳嗽痰多，胸闷不畅	风寒者，配紫苏、苦杏仁；风热者，配桑叶、菊花、苦杏仁（桑菊饮）；痰滞胸痞者，常配枳壳
咽喉肿痛，失音	凡外邪犯肺，咽痛失音者，常配甘草、牛蒡子等。治咽喉肿痛，热毒盛者，可配射干、马勃、板蓝根等以清热解毒利咽
肺痈吐脓	治肺痈咳嗽胸痛、咯痰腥臭者，可配甘草用之；临床上多配鱼腥草、冬瓜仁等以加强清肺排脓之效

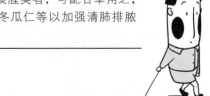

止咳平喘药

本类药物主归肺经，其味或辛，或苦，或甘，其性或温，或寒，由于药物性味不同，质地润燥有异，止咳平喘机制也就有所不同，有宣肺、清肺、润肺、降肺、敛肺及化痰之别。其中有的药物偏于止咳，有的偏于平喘，有的则兼而有之。止咳平喘药主治咳喘，而咳喘之证，病情复杂，有外感和内伤之别，寒热和虚实之异。不可见咳治咳，见喘治喘。

表证、麻疹初起，不能单投止咳药，当以疏解宣发为主，少佐止咳药物，更不能过早使用敛肺止咳药。个别麻醉镇咳定喘药，因易成瘾，易恋邪，用之宜慎。

苦杏仁

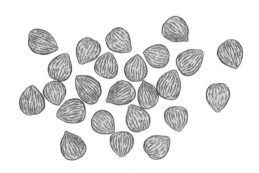

注意事项

阴虚咳喘及大便溏泻者忌用。本品有小毒，用量不宜过大，婴儿慎用。

【**药用部位**】成熟种子。

【**性味**】苦，微温。有小毒。

【归经】肺、大肠经。

【功效】止咳平喘，润肠通便。

【用法】煎服，3~10g，宜打碎入煎，或入丸、散。

【适应证与应用】

咳嗽气喘	本品为治咳喘之要药，随证配伍可治多种咳喘病证。如风寒咳喘，胸闷气逆，配麻黄、甘草，以散风寒、宣肺平喘；风热咳嗽，发热汗出，配桑叶、菊花，以散风热、宣肺止咳（桑菊饮）；燥热咳嗽，痰少难咯，配桑叶、浙贝母、沙参，以清肺润燥止咳；肺热咳喘，配石膏等以清肺泄热、宣肺平喘
肠燥便秘	常配柏子仁、郁李仁等同用
蛲虫病，外阴瘙痒	本品可外用，治疗蛲虫病、外阴瘙痒

????????

枇杷叶

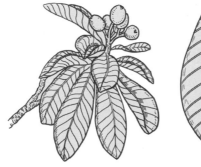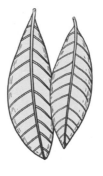

【药用部位】叶。

【性味】苦，微寒。

【归经】肺、胃经。

【功效】清肺止咳，降逆止呕。

【用法】煎服，5~10g，止咳宜炙用，止呕宜生用。

【适应证与应用】

肺热咳嗽，气逆喘急	本品可单用制膏服用，或与黄芩、桑白皮、栀子等同用（枇杷清肺饮）；燥热咳喘，咯痰不爽，口干舌红者，宜与宣燥润肺之品桑叶、麦冬、阿胶等同用
胃热呕吐，哕逆	配陈皮、竹茹等

第二十章　安神药

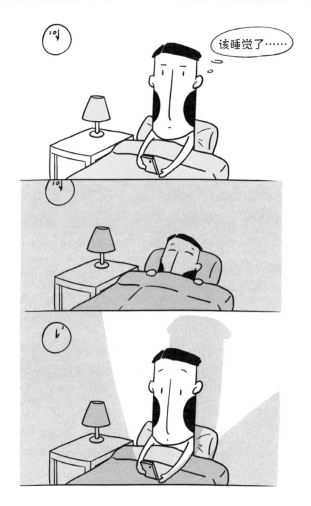

每次强迫自己早睡，
就一定会失眠……

凡以安定神志、治疗心神不宁为主的药物，称安神药。

心藏神、肝藏魂，所以人体神志的变化与心、肝二脏的功能活动有密切关系。本类药主入心、肝经，具有镇惊安神或养心安神之效。安神药除具有重镇安神、养心安神作用外，某些药物还兼有清热解毒、平肝潜阳、纳气平喘、敛汗、润肠、祛痰等作用。安神药主要用治心神不宁的心悸怔忡，失眠多梦；亦可作为惊风、癫狂等病的辅助药物。部分安神药又可用治热毒疮肿、肝阳眩晕、自汗盗汗、肠燥便秘、痰多咳喘等证。

本类药物多属对症治标之品，特别是矿石类重镇安神药及有毒药物，只宜暂用，不可久服，应中病即止。矿石类安神药，如作丸散剂服用时，须配伍养胃健脾之品，以免伤胃耗气。根据临床应用不同，安神药可分为重镇安神药和养心安神药两类。

现代药理研究证明，安神药对中枢神经系统有抑制作用，具有镇静、催眠、抗惊厥等作用。部分药物还有祛痰止咳、抑菌防腐、强心、改善冠状动脉血循环及提高机体免疫功能等作用。

重镇安神药

本类药物多为矿石、化石、介类药物，具有质重沉降之性。重则能镇，重可祛怯，故有镇安心神、平惊定志、平肝潜阳等作用。主要用于心火炽盛、痰火扰心、肝郁化火及惊吓等引起的实证心神不宁、心悸失眠及惊痫、肝阳眩晕等症。

龙 骨

【药用部位】骨骼的化石。

【性味】甘、涩，平。

【归经】心、肝、肾经。

【功效】镇惊安神，平肝潜阳，收敛固涩。

【用法】煎服，15~30g，宜先煎。镇静安神，平肝潜阳多生用；收敛固涩宜煅用。

【适应证与应用】

心神不宁，心悸失眠，惊痫癫狂	用治心神不宁，心悸失眠，健忘多梦等症；痰热内盛，惊痫抽搐，癫狂发作者，须与牛黄、胆南星、羚羊角、钩藤等化痰及息风止痉之品配伍
肝阳眩晕	本品有较强的平肝潜阳作用

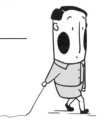

滑脱诸证	用治肾虚遗精、滑精；心肾两虚，小便频数，遗尿；气虚不摄，冲任不固之崩漏；表虚自汗，阴虚盗汗；大汗不止，脉微欲绝的亡阳证
湿疮痒疹，疮疡久溃不敛	用治湿疮流水，阴汗瘙痒，常配伍牡蛎研粉外敷；疮疡溃久不敛者，常与枯矾等份，共研细末，掺敷患处

养心安神药

　　本类药物多为植物类种子、种仁，具有甘润滋养之性，故有滋养心肝、益阴补血、交通心肾等作用。主要适用于阴血不足、心脾两虚、心肾不交等导致的心悸怔忡、虚烦不眠、健忘多梦、遗精、盗汗等症。

酸枣仁

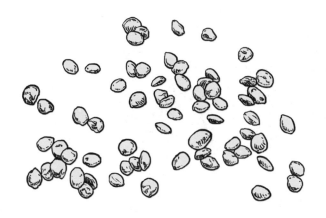

【药用部位】成熟种子。

【性味】甘、酸，平。

【归经】心、肝、胆经。

【功效】养心益肝，安神，敛汗，生津。

【用法】煎服，9~15g。研末吞服，每次 1.5~2g。本品炒后质脆易碎，便于煎出有效成分，可增强疗效。

【适应证与应用】

心悸失眠	本品为养心安神要药。主治心肝阴血亏虚，心失所养，神不守舍之心悸、怔忡、健忘、失眠、多梦、眩晕等症
自汗，盗汗	本品有收敛止汗之功效
口渴咽干	本品味酸而收敛，故有敛阴生津止渴之功，可用治伤津口渴咽干者，常与生地黄、麦冬、天花粉等养阴生津药同用

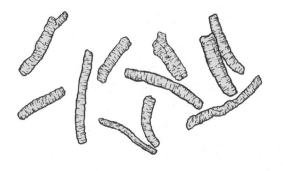

远志

注意事项

凡实热或痰火内盛者，以及有胃溃疡或胃炎者慎用。

【药用部位】根。

【性味】苦、辛，温。

【归经】心、肾、肺经。

【功效】安神益智，祛痰开窍，消散痈肿。

【用法】煎服，3~9g。化痰止咳宜炙用。

【适应证与应用】

失眠多梦，心悸怔忡，健忘	用治心肾不交之心神不宁、失眠、惊悸等症，常与茯神、龙齿、朱砂等镇静安神药同用；治健忘，常与人参、茯苓、石菖蒲同用
癫痫惊狂	用于癫痫昏仆、痉挛抽搐者，可与半夏、天麻、全蝎等化痰、息风药配伍；治疗惊风狂证发作，常与石菖蒲、郁金、白矾等祛痰开窍药同用
咳嗽痰多	本品苦温性燥，入肺经，能祛痰止咳
痈疽疮毒，乳房肿痛，喉痹	用治痈疽疮毒，乳房肿痛，可隔水蒸软，加少量黄酒捣烂敷患处。另外，远志味辛入肺，开宣肺气，以利咽喉，可治喉痹

第二十一章　平肝息风药

嗡嗡嗡……

……嗡嗡嗡嗡嗡……

嗯嗡……嗯嗡……嗯嗡……

嗡……嗡……嗡……

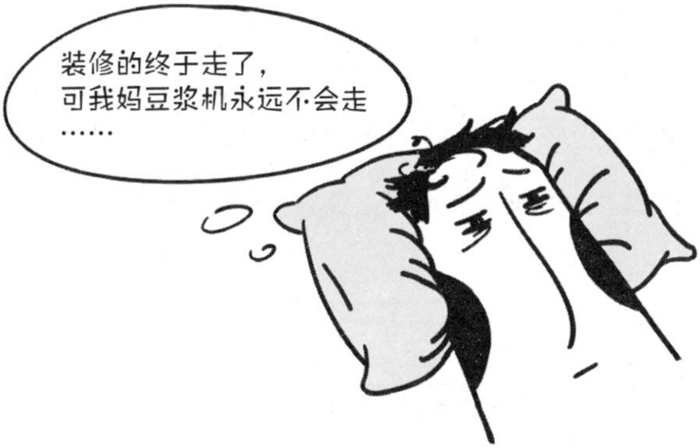

装修的终于走了，可我妈豆浆机永远不会走……

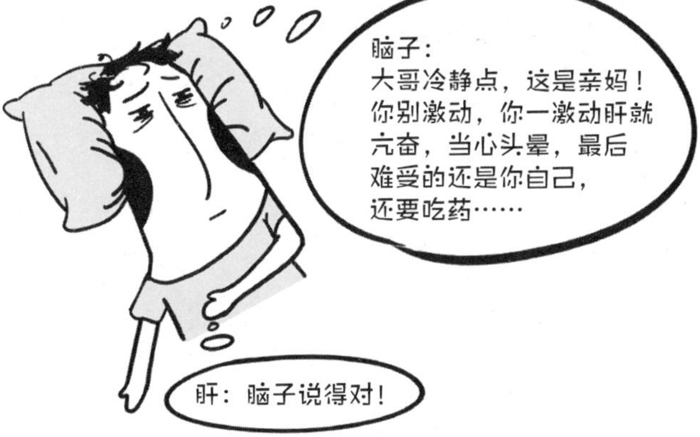

脑子：
大哥冷静点，这是亲妈！你别激动，你一激动肝就亢奋，当心头晕，最后难受的还是你自己，还要吃药……

肝：脑子说得对！

凡以平肝潜阳或息风止痉为主，治疗肝阳上亢或肝风内动证的药物，称平肝息风药。

本类药物皆入肝经，多为介类、昆虫等动物类药物及矿石类药物，具有以平肝潜阳、息风止痉为主的功效。部分平肝息风药物以其质重、性寒沉降之性，兼有镇惊安神、清肝明目、降逆、凉血等作用，部分息风止痉药物兼有祛风通络之功。平肝息风药主要用治肝阳上亢、肝风内动证。部分药物又可用治心神不宁、目赤肿痛、呕吐、呃逆、喘息、血热出血，以及风中经络之口眼㖞斜、痹痛等症。

本类药物有性偏寒凉或性偏温燥之不同，故当注意使用。若脾虚慢惊者，不宜用寒凉之品；阴虚血亏者，当忌温燥之品。

平抑肝阳药

凡能平抑或潜镇肝阳，主要用治肝阳上亢证的药物，称平抑肝阳药，又称平肝潜阳药。

本类药物多为质重之介类或矿石类药物，具有平抑肝阳或平肝潜阳之功效。主要用治肝阳上亢之头晕目眩、头痛、耳鸣和肝火上攻之面红、口苦、目赤肿痛、烦躁易怒、头痛头昏等症。亦用治肝阳化风痉挛抽搐及肝阳上扰烦躁不眠者，当分别配伍息风止痉药与安神药。

牡 蛎

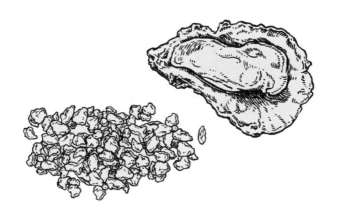

【药用部位】贝壳。

【性味】咸，微寒。

【归经】肝、胆、肾经。

【功效】重镇安神，平肝潜阳，软坚散结，收敛固涩。

【用法】煎服，9~30g，宜打碎先煎。收敛固涩宜煅用，其他宜生用。

【适应证与应用】

心神不安，惊悸失眠	用治心神不安，惊悸怔忡，失眠多梦等症，常与龙骨相须为用。亦可配伍朱砂、琥珀、酸枣仁等安神之品
肝阳上亢，头晕目眩	用治水不涵木，阴虚阳亢，头目眩晕，烦躁不安，耳鸣；亦治热病日久，灼烁真阴，虚风内动，四肢抽搐之症，常与生地黄、龟甲、鳖甲等养阴、息风止痉药配伍

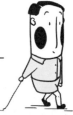

痰核，瘰疬，瘿瘤，癥瘕积聚	用治痰火郁结之痰核、瘰疬、瘿瘤等，常与浙贝母、玄参等配伍；用治气滞血瘀之癥瘕积聚，常与鳖甲、丹参、莪术等同用
滑脱诸证	用治自汗、盗汗，常与麻黄根、浮小麦等同用，亦可用牡蛎粉扑撒汗处，有止汗作用；治肾虚遗精，滑精，常与沙苑子、龙骨、芡实等配伍；治尿频、遗尿，可与桑螵蛸、金樱子、益智仁、龙骨等同用；治疗崩漏、带下证，又常与海螵蛸、山茱萸、山药、龙骨等配伍
胃痛泛酸	煅牡蛎有制酸止痛作用，可治胃痛泛酸，与海螵蛸、浙贝母共为细末，内服取效

息风止痉药

凡以平息肝风为主要作用，主治肝风内动惊厥抽搐病症的药物，称息风止痉药。

外风宜疏散，内风宜平息。本类药物主入肝经，以息肝风、止痉抽为主要功效。适用于温热病热极动风、肝阳化风、血虚生风等所致之眩晕欲仆、项强肢颤、痉挛抽搐等症，以及风阳夹痰、痰热上扰之癫痫、惊风抽搐，或风毒侵袭、引动内风之破伤风、痉挛抽搐、角弓反张等症。部分兼有平肝潜阳、清泻肝火作用的息风止痉药，亦可用治肝阳眩晕和肝火上攻之目赤、头痛等。

天　麻

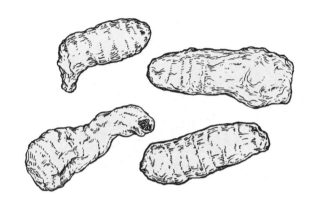

【药用部位】块茎。

【性味】甘，平。

【归经】肝经。

【功效】息风止痉，平抑肝阳，祛风通络。

【用法】煎服，3~9g。研末冲服，每次 1~1.5g。

【适应证与应用】

肝风内动，惊痫抽搐	用治各种病因之肝风内动，惊痫抽搐，不论寒热虚实，皆可配伍应用
眩晕，头痛	本品为治眩晕、头痛之要药。不论虚证、实证，随证不同配伍，皆可应用
肢体麻木，手足不遂，风湿痹痛	用治中风手足不遂，筋骨疼痛；妇人风痹，手足不遂；风湿痹痛，关节屈伸不利等

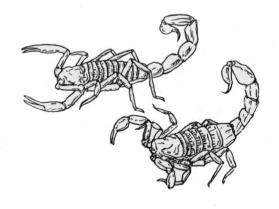

全蝎

注意事项

本品有毒，用量不宜过大。

孕妇慎用。

【药用部位】干燥体。

【性味】辛，平。有毒。

【归经】肝经。

【功效】息风镇痉，攻毒散结，通络止痛。

【用法】煎服，3~6g。研末吞服，每次 0.6~1g。

【适应证与应用】

痉挛抽搐	本品为治痉挛抽搐之要药。用治各种原因之惊风、痉挛抽搐，常与蜈蚣同用
疮疡肿毒，瘰疬结核	用治诸疮肿毒，淋巴结核、骨与关节结核等。亦有单用全蝎，香油炸黄内服，治疗流行性腮腺炎
风湿顽痹	可用全蝎配麝香少许，共为细末，温酒送服，对减轻疼痛有效；临床亦常与川乌、白花蛇、没药等祛风、活血、舒筋活络之品同用
顽固性偏正头痛	配合天麻、蜈蚣、川芎、僵蚕等使用，效果更佳

蜈 蚣

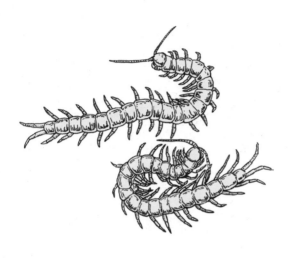

【药用部位】干燥体。

【性味】辛，温。有毒。

【归经】肝经。

【功效】息风镇痉，攻毒散结，通络止痛。

【用法】煎服，3~5g。研末冲服，每次 0.6~1g。

【适应证与应用】

痉挛抽搐	本品与全蝎均为息风要药，两药常同用，治疗各种原因引起的痉挛抽搐
疮疡肿毒，瘰疬结核	同雄黄、猪胆汁配伍制膏，外敷恶疮肿毒，效果颇佳
风湿顽痹	本品有良好的通络止痛功效
顽固性头痛	本品善搜风，通络止痛

第二十二章　补虚药

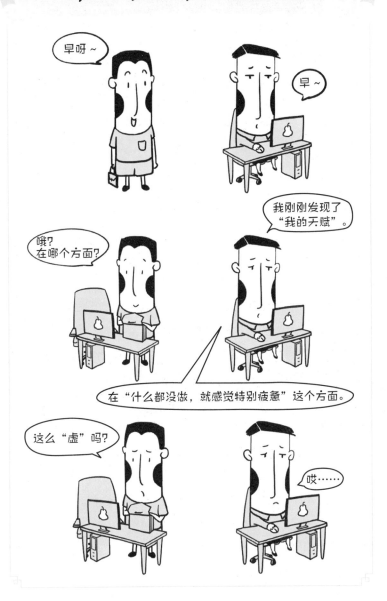

凡能补虚扶弱，纠正人体气血阴阳虚衰的病理偏向，以治疗虚证为主的药物，称为补虚药。

本类药物能够扶助正气，补益精微，根据"甘能补"的理论，故大多具有甘味。

使用补虚药，首先应因证选药。必须根据气虚、阳虚、血虚与阴虚的证候不同，选择相应的对证药物。使用补虚药还应注意：一是要防止不当补而误补。二是应避免当补而补之不当。三是补虚药用于扶正祛邪。

补气药

本类药物均具有补气的功效，能补益脏气以纠正人体脏气虚衰的病理偏向。补气药主治脾气虚，症见食欲不振，脘腹虚胀，大便溏薄，体倦神疲，面色萎黄，消瘦或一身虚浮，甚或脏器下垂，血失统摄等。肺气虚，症见气少不足以息，动则益甚，咳嗽无力，声音低怯，甚或喘促，体倦神疲，易出虚汗等。心气虚，症见心悸怔忡，胸闷气短，活动后加剧等。元气藏于肾，依赖三焦而通达全身。周身脏腑器官组织得到元气的激发和推动，才能发挥各自的功能。脏腑之气的产生有赖元气的资助，故元气虚之轻者，常表现为某些脏气虚；元气虚极欲脱，可见气息短促，脉微欲绝。

本类药的性味以甘、温或甘、平为主。其中，少数兼能清火或燥湿者，亦有苦味。能清火者，药性偏寒。大多数药能补益脾、肺之气，主要归脾、肺经。少数药兼能补心气者，又归心经。

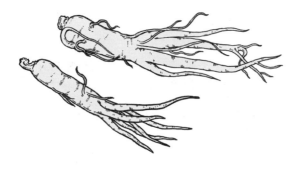

人 参

【药用部位】根。

【性味】甘、微苦，平。

【归经】脾、肺、心、肾经。

【功效】大补元气，补脾益肺，生津，安神益智。

【用法】煎服，3~9g；挽救虚脱可用 15~30g。宜文火另煎分次兑服。野山参研末吞服，每次 2g，日服 2 次。

【适应证与应用】

元气虚脱证	本品为拯危救脱要药。适用于因大汗、大泻、大失血或大病、久病所致元气虚极欲脱，气短神疲，脉微欲绝的重危证候
肺脾心肾气虚证	本品为补肺要药，可治肺气咳喘、痰多。本品亦为补脾要药，可改善倦怠乏力，食少便溏等脾气虚衰症状。若脾气虚弱，不能统血，导致长期失血者，本品又能补气以摄血。若脾气虚衰，气虚不能生血，以致气血两虚者，本品还能补气以生血。本品又能补益心气，可改善心悸怔忡，胸闷气短，脉虚等心气虚衰症状，并能安神益智，治疗失眠多梦，健忘。

肺脾心肾气虚证	本品还有补益肾气作用，不仅可用于肾不纳气的短气虚喘，还可用于肾虚阳痿。治虚喘，常与蛤蚧、五味子、胡桃肉等同用。治肾阳虚衰，肾精亏虚之阳痿，则常与鹿茸等补肾阳、益肾精之品配伍
热病气虚津伤口渴及消渴证	治热伤气津者，常与知母、石膏同用。消渴一病，虽有在肺、脾（胃）、肾的不同，但常常相互影响。其病理变化主要是阴虚与燥热，往往气阴两伤，人参既能补益肺、脾、肾之气，又能生津止渴，故治消渴的方剂中亦较常用
邪实正虚证	本品常与解表药、攻下药等祛邪药配伍，对于气虚外感或里实热结而邪实正虚之证，有扶正祛邪之效

西洋参

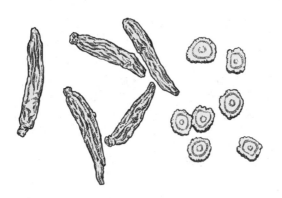

注意事项

本品不宜与藜芦同用。

【药用部位】根。

【性味】甘、微苦，凉。

【归经】肺、心、肾、脾经。

【**功效**】补气养阴，清热生津。

【**用法**】另煎兑服，3~6g。

【**适应证与应用**】

气阴两伤证	本品药性偏凉，兼能清火养阴生津。适用于热病或大汗、大泻、大失血，耗伤元气及阴津所致神疲乏力、气短息促、自汗热黏、心烦口渴、尿短赤涩、大便干结、舌燥、脉细数无力等症。常与麦冬、五味子等养阴生津、敛汗之品同用
肺气虚及肺阴虚证	可与养阴润肺的玉竹、麦冬，清热化痰止咳之川贝母等品同用
热病气虚津伤口渴及消渴	常与西瓜翠衣、竹叶、麦冬等品同用。临床亦常配伍养阴、生津之品，用于消渴病气阴两伤之证

?????????

党 参

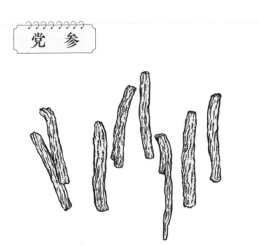

注意事项

本品不宜与藜芦同用。

【**药用部位**】根。

【**性味**】甘，平。

【**归经**】脾、肺经。

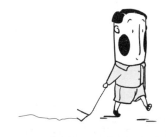

【功效】补脾肺气，补血，生津。

【用法】煎服，9~30g。

【适应证与应用】

脾肺气虚证	本品以补脾肺之气为主。中气不足的体虚倦怠，食少便溏等症，常与补气健脾除湿的白术、茯苓等同用；对肺气亏虚的咳嗽气促，语声低弱等症，可与黄芪、蛤蚧等品同用，以补益肺气，止咳定喘。其补益脾肺之功与人参相似而力较弱，临床常用以代替古方中的人参，治疗脾肺气虚的轻证
气血两虚证	常配伍黄芪、白术、当归、熟地等品，以增强其补气补血效果
气津两伤证	本品有补脾肺气，补血生津作用，适用于气津两伤的轻证
邪实正虚证	本品亦常与解表药、攻下药等祛邪药配伍，用于气虚外感或里实热结而气血亏虚等邪实正虚之证，以扶正祛邪，使攻邪而不伤正气

黄 芪

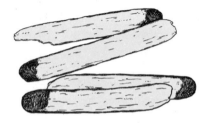

【药用部位】根。

【性味】甘，微温。

【归经】脾、肺经。

【功效】补气健脾，升阳举陷，益卫固表，利尿消肿，托毒生肌。

【用法】煎服，9~30g。蜜炙可增强其补中益气作用。

【适应证与应用】

脾气虚证	本品为补中益气要药。脾气虚弱，倦怠乏力，食少便溏者，可单用熬膏服，或与党参、白术等补气健脾药配伍。因其能升阳举陷，故长于治疗脾虚中气下陷之久泻脱肛，内脏下垂，常与人参、升麻、柴胡等品同用。脾虚水湿失运，以致浮肿尿少者，本品既能补脾益气，又能利尿消肿，标本兼治，为治气虚水肿之要药，常与白术、茯苓等利水消肿之品配伍。本品又能补气生血，治血虚证亦常与补血药配伍，以之与当归同用。对脾虚不能统血所致失血证，本品尚可补气以摄血，常与人参、白术等品同用。对脾虚不能布津之消渴，本品能补气生津，促进津液的生成与输布而有止渴之效
肺气虚证	用于肺气虚弱，咳喘日久，气短神疲者
气虚自汗	脾肺气虚之人往往卫气不固，表虚自汗。本品能补脾肺之气，益卫固表。因卫气不固，表虚自汗而易感风邪者，宜与白术、防风等品同用
气血亏虚，疮疡难溃难腐，或溃久难敛	疮疡中期，正虚毒盛不能托毒外达，疮形平塌，根盘散漫，难溃难腐者，可用本品补气生血，扶助正气，托脓毒外出，常与人参、当归、升麻、白芷等品同用。溃疡后期，因气血虚弱，脓水清稀，疮口难敛者，用本品补气生血，有生肌敛疮之效，常与人参、当归、肉桂等品同用
痹证、中风后遗症	气虚而致血滞，筋脉失养，症见肌肤麻木或半身不遂者，亦常用本品补气以行血。治疗风寒湿痹，宜与川乌、独活等祛风湿药和川芎、牛膝等活血药配伍

白术

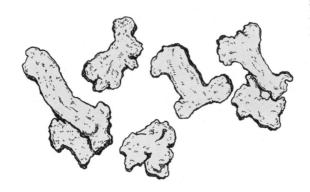

注意事项

本品性偏温燥，热病伤津及阴虚燥渴者不宜。

【药用部位】根茎。

【性味】甘、苦，温。

【归经】脾、胃经。

【功效】健脾益气，燥湿利水，止汗，安胎。

【用法】煎服，6~12g。炒用可增强补气健脾止泻作用。

【适应证与应用】

脾气虚证	本品为"脾脏补气健脾第一要药"。脾主运化因脾气不足，运化失健，往往水湿内生，引起食少、便溏或泄泻、痰饮、水肿、带下诸证。本品既长于补气以复脾运，又能燥湿、利尿以除湿邪。用治脾虚有湿，食少便溏或泄泻。脾虚中阳不振，痰饮内停者，宜与温阳化气、利水渗湿之品配伍。脾虚水肿者，可与茯苓、桂枝等药同用。脾虚湿浊下注，带下清稀者，可与健脾燥湿之品同用

续表

气虚自汗	用治汗出不止。脾肺气虚，卫气不固，表虚自汗，易感风邪者，宜与黄芪、防风等补益脾肺、祛风之品配伍，以固表御邪
脾虚胎动不安	治疗脾虚胎儿失养者，本品可补气健脾，促进水谷运化以养胎，宜与人参、阿胶等补益气血之品配伍；治疗脾虚失运，湿浊中阻之妊娠恶阻，呕恶不食，四肢沉重者，本品可补气健脾燥湿，宜与人参、茯苓、陈皮等补气健脾除湿之品配伍；治疗脾虚妊娠水肿，本品既能补气健脾，又能利水消肿，亦常与健脾利水之品配伍使用

山 药

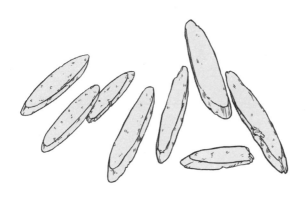

【药用部位】根茎。

【性味】甘，平。

【归经】脾、肺、肾经。

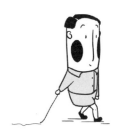

【功效】补脾养胃，生津益肺，补肾涩精。

【用法】煎服，15~30g。麸炒可增强补脾止泻作用。

【适应证与应用】

脾虚证	本品多用于脾气虚弱或气阴两虚，消瘦乏力，食少，便溏；或脾虚不运，湿浊下注之妇女带下。唯其亦食亦药，"气轻性缓，非堪专任"，对气虚重证，常嫌力量不足，多用作人参、白术等药的辅助药。因其含有较多营养成分，又容易消化，可做成食品长期服用，对慢性久病或病后虚弱羸瘦，需营养调补而脾运不健者，则是佳品
肺虚证	本品补肺之力虽较和缓，但对肺脾气阴俱虚者，补土亦有助于生金。治肺虚咳喘，可与脾肺双补之太子参、南沙参等品同用，共奏补肺定喘之效
肾虚证	适用于肾气虚之腰膝酸软，夜尿频多或遗尿，滑精早泄，女子带下清稀及肾阴虚之形体消瘦，腰膝酸软，遗精等症
消渴气阴两虚证	消渴一病，与脾、肺、肾有关，气阴两虚为其主要病机。本品既补脾肺肾之气，又补脾肺肾之阴

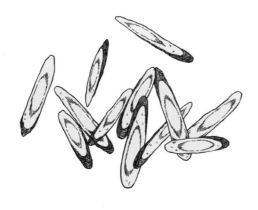

甘 草

注意事项

不宜与京大戟、芫花、甘遂、海藻同用。本品有助湿壅气之弊，湿盛胀满、水肿者不宜用。大剂量久服可导致水钠潴留，引起浮肿。

【药用部位】根及根茎。

【性味】甘，平。

【归经】心、肺、脾、胃经。

【功效】补脾益气，祛痰止咳，缓急止痛，清热解毒，调和诸药。

【用法】煎服，1.5~9g。生用性微寒，可清热解毒；蜜炙药性微温，并可增强补益心脾之气和润肺止咳作用。

【适应证与应用】

心气不足，脉结代、心动悸	主治伤寒耗伤心气之心悸、脉结代。属气血两虚，宜与补气养血之品配伍，以之与人参、阿胶、生地黄等品同用
脾气虚证	因本品作用缓和，宜作为辅助药用，能"助参芪成气虚之功"，故常与人参、白术、黄芪等补脾益气药配伍，用于脾气虚弱之证

咳喘	单用有效。可随证配伍用于寒热虚实多种咳喘，有痰无痰均宜
脘腹、四肢挛急疼痛	对脾虚肝旺的脘腹挛急作痛或阴血不足之四肢挛急作痛，治疗时均常与白芍同用。临床常以芍药甘草汤为基础，随证配伍用于血虚、血瘀、寒凝等多种原因所致的脘腹、四肢挛急作痛
热毒疮疡，咽喉肿痛及药食中毒	甘草生品药性微寒，可清解热毒。用治热毒疮疡，可单用煎汤浸渍，或熬膏内服，更常与紫花地丁、连翘等清热解毒、消肿散结之品配伍。用治热毒咽喉肿痛，宜与板蓝根、桔梗、牛蒡子等清热解毒利咽之品配伍。本品对附子等多种药物和食物所致的中毒，有一定解毒作用。对于药物或食物中毒的患者，在积极送医院抢救的同时，可用本品辅助解毒救急
调和药性	本品通过解毒，可降低方中某些药（如附子、大黄）的毒烈之性；通过缓急止痛，可缓解方中某些药（如大黄）刺激胃肠引起的腹痛。其甜味浓郁，可矫正方中药物的滋味

大 枣

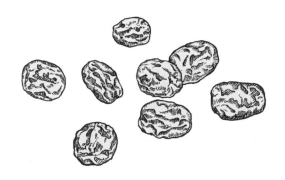

【药用部位】成熟果实。

【性味】甘，温。

【归经】脾、胃、心经。

【功效】补中益气，养血安神。

【用法】劈破煎服，6~15g。

【适应证与应用】

脾虚证	本品适用于脾气虚弱之消瘦、倦怠乏力、便溏等症。单用有效。若气虚乏力较甚，宜与人参、白术等补脾益气药配伍
脏躁，失眠证	本品为治疗心失充养，心神无主而脏躁的要药。单用有效，如《证治准绳》治脏躁自悲自哭自笑，以红枣烧存性，米饮调下。因其证多与心阴不足，心火亢盛有关，且往往心气亦不足，故常与小麦、甘草配伍。《千金方》还用本品治疗虚劳烦闷不得眠者

补阳药

凡能补助人体阳气，以治疗各种阳虚证为主的药物，称为补阳药。

本类药物味多甘、辛、咸，药性多温热，主入肾经。咸以补肾，辛甘化阳，能补助一身之元阳，肾阳之虚得补，其他脏腑得以温煦，从而消除或改善全身阳虚诸证。主要适应于肾阳不足之畏寒肢冷、腰膝酸软、性欲淡漠、阳痿早泄、精寒不育或宫冷不孕、尿频遗尿；脾肾阳虚之脘腹冷痛或阳虚水泛之水肿；肝肾不足，精血亏虚之眩晕耳鸣、须发早白、筋骨痿软或小儿发育不良、囟门不合、齿迟行迟；肺肾两虚，肾不纳气之虚喘以及肾阳亏虚，下元虚冷，崩漏带下等症。

补阳药性多燥烈，易助火伤阴，故阴虚火旺者忌用。

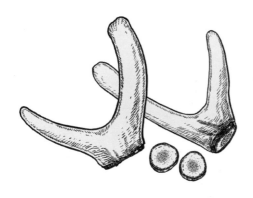

鹿茸

注意事项

服用本品宜从小量开始，缓缓增加，不可骤用大量，以免阳升风动，头晕目赤，或伤阴动血。凡发热者均当忌服。

【药用部位】幼角。

【性味】甘、咸，温。

【归经】肾、肝经。

【功效】补肾阳，益精血，强筋骨，调冲任，托疮毒。

【用法】1~2g，研末吞服，或入丸、散。

【适应证与应用】

肾阳虚衰，精血不足证	用治肾阳虚，精血不足，而见畏寒肢冷、阳痿早泄、宫冷不孕、小便频数、腰膝酸痛、头晕耳鸣、精神疲乏等
肾虚骨弱，腰膝无力或小儿五迟	与骨碎补、川续断、自然铜等同用，治骨折后期，愈合不良
妇女冲任虚寒，崩漏带下	与乌贼骨、龙骨、川续断等同用，可治崩漏不止，虚损赢瘦。配狗脊、白蔹，可治白带过多
疮疡久溃不敛，阴疽疮肿内陷不起	治疗疮疡久溃不敛，阴疽疮肿内陷不起，常与当归、肉桂等配伍

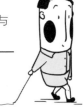

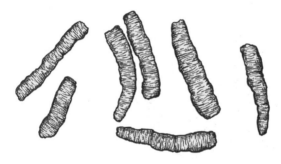

巴戟天

注意事项

阴虚火旺及有热者不宜服。

【药用部位】根。

【性味】辛、甘，微温。

【归经】肾、肝经。

【功效】补肾助阳，祛风除湿。

【用法】水煎服，5~15g。

【适应证与应用】

阳痿不举，宫冷不孕，小便频数	用治虚羸阳道不举，常配牛膝浸酒服；也可配淫羊藿、仙茅、枸杞子，用治肾阳虚弱，命门火衰所致阳痿不育；配肉桂、吴茱萸、高良姜，可用治下元虚寒之宫冷不孕、月经不调、少腹冷痛；又常与桑螵蛸、益智仁、菟丝子等同用，治疗小便不禁
风湿腰膝疼痛，肾虚腰膝酸软	常与肉苁蓉、杜仲、菟丝子等同用，治肾虚骨痿，腰膝酸软；或与羌活、杜仲、五加皮等同用，治风冷腰胯疼痛、行步不利

杜 仲

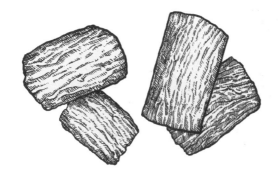

注意事项

炒用破坏其胶质，有利于有效成分煎出，故比生用效果好。本品为温补之品，阴虚火旺者慎用。

【药用部位】树皮。

【性味】甘，温。

【归经】肝、肾经。

【功效】补肝肾，强筋骨，安胎。

【用法】煎服，10~15g。

【适应证与应用】

肾虚腰痛及各种腰痛	其他腰痛用之，均有扶正固本之效。常与胡桃肉、补骨脂同用，治肾虚腰痛或足膝痿弱；与独活、桑寄生、细辛等同用，治风湿腰痛冷重；与川芎、桂心、丹参等同用，治疗外伤腰痛；与当归、川芎、芍药等同用，治疗妇女经期腰痛；与鹿茸、山萸肉、菟丝子等同用，治疗肾虚阳痿，精冷不固，小便频数
胎动不安，习惯性堕胎	《圣济总录》杜仲丸，单用本品为末，枣肉为丸，治胎动不安；《简便单方》以之与续断、山药同用，治习惯性堕胎

续 断

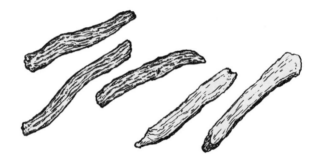

注意事项 风湿热痹者忌服。

【药用部位】根。

【性味】苦、辛，微温。

【归经】肝、肾经。

【功效】补益肝肾，强筋健骨，止血安胎，疗伤续折。

【用法】煎服，9~15g，或入丸、散。外用适量研末敷。崩漏下血宜炒用。

【适应证与应用】

阳痿不举，遗精遗尿	用治肾阳不足，下元虚冷之阳痿不举、遗精滑泄、遗尿尿频等症
腰膝酸痛，寒湿痹痛	与萆薢、杜仲、牛膝等同用，治肝肾不足，腰膝酸痛；与防风、川乌等配伍，治肝肾不足兼寒湿痹痛
崩漏下血，胎动不安	用治肝肾不足之崩漏下血、胎动不安等症。配伍侧柏炭、当归、艾叶等止血活血、温经养血之品，用治崩中下血不止者；或与桑寄生、阿胶等配伍，用治滑胎证

续表

跌打损伤，筋伤骨折	本品具甘温补益之功，能壮骨强筋，而有续筋接骨、疗伤止痛之能。用治跌打损伤，瘀血肿痛，筋伤骨折。常与桃仁、红花、穿山甲、苏木等配伍同用；或与当归、木瓜、黄芪等同用，治疗脚膝折损愈后失补，筋缩疼痛
痈肿疮疡，血瘀肿痛	本品常配伍清热解毒之品，用治痈肿疮疡，血瘀肿痛。如《本草汇言》以之与蒲公英配伍，治疗乳痈肿痛

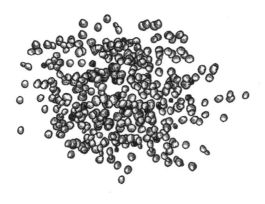

菟丝子

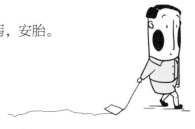

注意事项

本品为平补之药，但偏补阳，阴虚火旺、大便燥结、小便短赤者不宜服。

【药用部位】成熟种子。

【性味】辛、甘，平。

【归经】肾、肝、脾经。

【功效】补肾益精，养肝明目，止泻，安胎。

【用法】煎服，10~20g。

【适应证与应用】

肾虚腰痛, 阳痿遗精, 尿频, 宫冷不孕	与枸杞子、覆盆子、车前子同用,治阳痿遗精; 与桑螵蛸、肉苁蓉、鹿茸等同用,治小便过多或 失禁;与茯苓、石莲子同用,治遗精、白浊、尿 有余沥
肝肾不足, 目暗不明	《千金方》明目益精,强志倍力,久服长生耐老 方,配远志、茯苓、人参、当归等
脾肾阳虚, 便溏泄泻	与枸杞子、山药、茯苓、莲子同用,治脾肾虚 泄泻
肾虚胎动不安	本品能补肝肾,安胎

补血药

凡能补血,以治疗血虚证为主的药物,称为补血药。

补血药甘、温,质润,主入心肝血分,广泛用于各种血虚证。症见面色苍白或萎黄,唇爪苍白,眩晕耳鸣,心悸怔忡,失眠健忘,或月经愆期,量少色淡,甚则闭经,舌淡脉细等症。

使用补血药常配伍补气药,即所谓"有形之血不能自生,生于无形之气";若兼见阴虚者,可与补阴药或兼有补阴补血作用的药物配伍;脾为气血生化之源,血虚源于脾虚,故多配伍补益脾气之品。

补血药多滋腻黏滞,故脾虚湿阻,气滞食少者慎用。必要时,可配伍化湿行气消食药,以助运化。

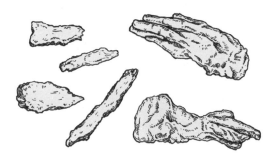

当 归

【药用部位】根。

【性味】甘、辛，温。

【归经】肝、心、脾经。

【功效】补血调经，活血止痛，润肠通便。

【用法】煎服，5~15g。

【适应证与应用】

血虚诸证	气血两虚者，常配黄芪、人参补气生血；血虚萎黄、心悸失眠者，常与熟地黄、白芍、川芎配伍
血虚血瘀，月经不调，经闭，痛经	兼气虚者，可配人参、黄芪；兼气滞者，可配香附、延胡索；兼血热者，可配黄芩、黄连，或牡丹皮、地骨皮；血瘀经闭不通者，可配桃仁、红花；血虚寒滞者，可配阿胶、艾叶等
虚寒性腹痛，跌打损伤，痈疽疮疡，风寒痹痛	本品为活血行瘀之要药。当归补血活血、散寒止痛，配桂枝、芍药、生姜等同用，治疗血虚血瘀寒凝之腹痛；本品活血止痛，与乳香、没药、桃仁、红花等同用，治疗跌打损伤瘀血作痛；与金银花、赤芍、

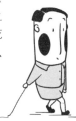

虚寒性腹痛，跌打损伤，痈疽疮疡，风寒痹痛	天花粉等解毒消痈药同用，以活血消肿止痛，治疗疮疡初起肿胀疼痛；与黄芪、人参、肉桂等同用，治疗痈疮成脓不溃或溃后不敛；亦可与金银花、玄参、甘草同用，治疗脱疽溃烂，阴血伤败；风寒痹痛、肢体麻木，宜活血、散寒、止痛，常与羌活、防风、黄芪等同用
血虚肠燥便秘	常与肉苁蓉、牛膝、升麻等同用

熟地黄

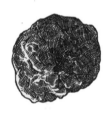
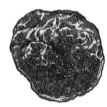

注意事项

本品性质黏腻，较生地黄更甚，有碍消化，凡气滞痰多、脘腹胀痛、食少便溏者忌服。重用久服宜与陈皮、砂仁等同用，防止黏腻碍胃。

【药用部位】块根，经加工炮制而成。

【性味】甘，微温。

【归经】肝、肾经。

【功效】补血养阴，填精益髓。

【用法】煎服，10~30g。

【适应证与应用】

血虚诸证	本品为养血补虚之要药。常与当归、白芍、川芎同用，治疗血虚萎黄，眩晕，心悸，失眠及月经不调、崩中漏下等；心血虚心悸怔忡，可与远志、酸枣仁等安神药同用；崩漏下血而致血虚血寒、少腹冷痛者，可与阿胶、艾叶等补血止血、温经散寒药同用
肝肾阴虚诸证	本品为补肾阴之要药。古人谓之"大补五脏真阴""大补真水"。常与山药、山茱萸等同用，治疗肝肾阴虚之腰膝酸软、遗精、盗汗、耳鸣、耳聋及消渴等，可补肝肾，益精髓；亦可与知母、黄柏、龟甲等同用，治疗阴虚骨蒸潮热。本品益精血、乌须发，常与何首乌、牛膝、菟丝子等配伍，治精血亏虚须发早白；本品补精益髓、强筋壮骨，也可配龟甲、锁阳、狗脊等，治疗肝肾不足，五迟五软
血虚出血证	熟地黄炭能止血，可用于崩漏等血虚出血证

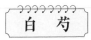

白 芍

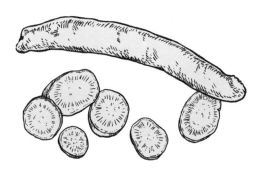

注意事项
阳衰虚寒之证不宜用。
反藜芦。

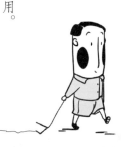

【药用部位】根。

【性味】苦、酸，微寒。

【归经】肝、脾经。

【功效】养血敛阴，柔肝止痛，平抑肝阳。

【用法】煎服，5~15g；大剂量 15~30g。

【适应证与应用】

肝血亏虚， 月经不调	本品常与熟地黄、当归等同用，用治肝血亏虚，面色苍白，眩晕心悸，或月经不调，崩中漏下。血虚有热，月经不调，可配伍黄芩、黄柏、续断等药；崩漏，可与阿胶、艾叶等同用
肝脾不和， 胸胁脘腹疼痛， 四肢挛急疼痛	常配柴胡、当归、白芍等，治疗血虚肝郁，胁肋疼痛；本品也可调肝理脾，柔肝止痛，与白术、防风、陈皮同用，治脾虚肝旺，腹痛泄泻；与木香、黄连等同用，可治疗痢疾腹痛；阴血虚、筋脉失养而致手足挛急作痛，常配甘草缓急止痛
肝阳上亢， 头痛眩晕	配牛膝、代赭石、龙骨、牡蛎等
汗证	若外感风寒，营卫不和之汗出恶风，可敛阴和营，与温经通阳的桂枝同用，以调和营卫；至于阴虚盗汗，则须与龙骨、牡蛎、浮小麦等同用，可敛阴止汗

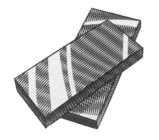

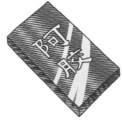

阿 胶

注意事项

本品黏腻，有碍消化。脾胃虚弱者慎用。

【药用部位】皮，经漂泡去毛后熬制而成的胶块。

【性味】甘，平。

【归经】肺、肝、肾经。

【功效】补血，滋阴，润肺，止血。

【用法】5~15g。入汤剂宜烊化冲服。

【适应证与应用】

血虚诸证	本品为补血要药，多用治血虚诸证，尤以治疗出血而致血虚为佳。可单用本品即效，亦常配伍熟地黄、当归、芍药等；与桂枝、甘草、人参等同用，可治气虚血少之心动悸、脉结代
出血证	本品为止血要药。可单味炒黄为末服，治疗妊娠尿血；治阴虚血热吐衄，常配伍蒲黄、生地黄等药；治肺破嗽血，配人参、天冬、白及等药；也可与熟地黄、当归、芍药等同用，治血虚血寒之崩漏下血等；配伍白术、灶心土、附子等，可治脾气虚寒便血或吐血等症

肺阴虚燥咳	配伍马兜铃、牛蒡子、苦杏仁等，治疗肺热阴虚，燥咳痰少，咽喉干燥，痰中带血；也可与桑叶、苦杏仁、麦冬等同用，治疗燥邪伤肺，干咳无痰，心烦口渴，鼻燥咽干等
热病伤阴，心烦失眠，阴虚风动，手足瘈疭	与龟甲、鸡子黄等养阴息风药同用，治温热病后期，真阴欲竭，阴虚风动，手足瘈疭

何首乌 ????????

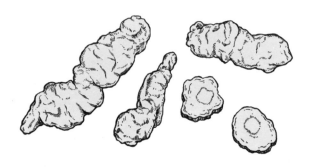

注意事项

大便溏泄及湿痰较重者不宜用。

【药用部位】块根。

【性味】苦、甘、涩，微温。

【归经】肝、肾经。

【功效】制用：补益精血。生用：解毒，截疟，润肠通便。

【用法】煎服，10~30g。

【适应证与应用】

精血亏虚，头晕眼花，须发早白，腰膝酸软	治血虚萎黄，失眠健忘，常与熟地黄、当归、酸枣仁等同用。与当归、枸杞子、菟丝子等同用，治精血亏虚，腰酸脚弱、头晕眼花、须发早白及肾虚无子；亦常配伍桑椹子、黑芝麻、杜仲等，用治肝肾亏虚，腰膝酸软，头晕目花，耳鸣耳聋
久疟，痈疽，瘰疬，肠燥便秘	生首乌有截疟、解毒、润肠通便之效。若疟疾日久，气血虚弱，可将生首乌与人参、当归、陈皮、煨姜同用；若瘰疬痈疮、皮肤瘙痒，可配伍夏枯草、土贝母、当归等药；也可与防风、苦参、薄荷同用煎汤洗，治遍身疮肿痒痛；与肉苁蓉、当归、火麻仁等同用，治年老体弱之人血虚肠燥便秘

补阴药

以滋养阴液，纠正阴虚的病理偏向为主要功效，常用于治疗阴虚证的药物，称为补阴药。

本类药的性味以甘、寒为主，能清热者，可有苦味。其中能补肺胃之阴者，主要归肺胃经；能滋养肝肾之阴者，主要归肝肾经。少数药能养心阴，可归心经。

本类药均可补阴，并多兼润燥和清热之效。补阴包括补肺阴、补胃（脾）阴、补肝阴、补肾阴、补心阴等具体功效，分别主治肺阴虚、胃（脾）阴虚、肝阴虚、肾阴虚、心阴虚证。阴虚证主要表现为两类：一是阴液不足，不能滋润脏腑组织，出现皮肤、咽喉、口鼻、眼目干燥或肠燥便秘。二是阴虚生内热，出现午后潮热、盗汗、五心烦热、两颧发红；或阴虚阳亢，出现头晕目眩。

使用本类药物治疗热邪伤阴或阴虚内热证，常与清热药配伍，以利阴液的固护或阴虚内热的消除。

本类药大多有一定滋腻性，脾胃虚弱，痰湿内阻，腹满便溏者慎用。

北沙参

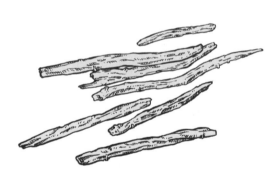

注意事项

《本草从新》谓北沙参『反藜芦』，《中华人民共和国药典》（2020年版）亦认为北沙参『不宜与藜芦同用』，应加以注意。

【药用部位】根。

【性味】甘、微苦，微寒。

【归经】肺、胃经。

【功效】养阴清肺，益胃生津。

【用法】煎服，4.5~9g。

【适应证与应用】

肺阴虚证	用治阴虚肺燥有热之干咳少痰、咯血或咽干音哑等证。常与麦冬、南沙参、苦杏仁、桑叶、玄参等药同用
胃阴虚证	用于胃阴虚有热之口干多饮、饥不欲食、大便干结、舌苔光剥或舌红少津及胃痛、胃胀、干呕等症。常与石斛、玉竹、乌梅等养阴生津之品同用。胃阴脾气俱虚者，宜与山药、太子参、黄精等养阴、益气健脾之品同用

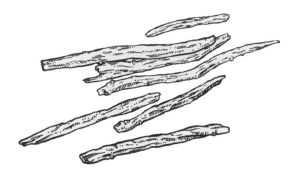

南沙参

注意事项
反藜芦。

【药用部位】根。

【性味】甘，微寒。

【归经】肺、胃经。

【功效】养阴清肺，清胃生津，补气，化痰。

【用法】煎服，9~15g。

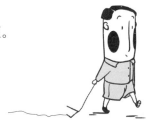

【适应证与应用】

肺阴虚证	适用于阴虚肺燥有热之干咳痰少、咯血或咽干音哑等症。其润肺清肺之力均略逊于北沙参。但对肺燥痰黏、咯痰不利者，因兼有一定的祛痰作用，可促进排痰；对气阴两伤者，还略能补脾肺之气，可气阴两补。常与北沙参、麦冬、苦杏仁等润肺清肺及对症之品配伍
胃阴虚证	用于胃阴虚有热之口燥咽干、大便秘结、舌红少津及饥不欲食、呕吐等症。本品养胃阴、清胃热之力亦不及北沙参。但本品兼能补益脾气，对于胃阴脾气俱虚之证，有气阴双补之效，对热病后期，气阴两虚而余热未清不受温补者，尤为适宜。多与玉竹、麦冬、生地黄等养胃阴、清胃热之品配伍

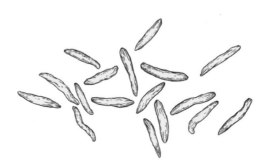

麦 冬

【药用部位】块根。

【性味】甘、微苦，微寒。

【归经】胃、肺、心经。

【功效】养阴生津，润肺清心。

【用法】煎服，6~12g。

【适应证与应用】

胃阴虚证	本品广泛用于胃阴虚有热之舌干口渴、胃脘疼痛、饥不欲食、呕逆、大便干结等症。治热伤胃阴，口干舌燥，常与生地黄、玉竹、沙参等同用；治消渴，可与天花粉、乌梅等同用；与半夏、人参等同用，治胃阴不足之气逆呕吐；与生地黄、玄参同用，治热邪伤津之便秘
肺阴虚证	本品善养肺阴，清肺热
心阴虚证	用于心阴虚有热之心烦、失眠多梦、健忘、心悸怔忡等症，宜与生地黄、酸枣仁、柏子仁等养阴安神之品同用。热伤心营，神烦少寐者，宜与黄连、生地黄、玄参等清心凉血养阴之品同用

枸杞子

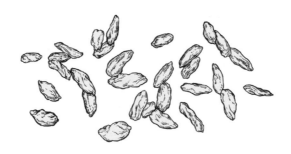

【药用部位】成熟果实。

【性味】甘，平。

【归经】肝、肾经。

【功效】滋补肝肾，益精明目。

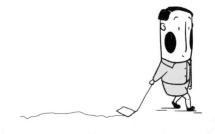

【用法】煎服，6~12g。

【适应证与应用】肝肾阴虚及早衰证。本品在治疗精血不足所致的视力减退、内障目昏、头晕目眩、腰膝酸软、遗精滑泄、耳聋、牙齿松动、须发早白、失眠多梦以及肝肾阴虚之潮热盗汗、消渴等症的方中，都颇为常用。可单用，或与补肝肾、益精补血之品配伍。如枸杞膏单用本品熬膏服；七宝美髯丹也是以之与怀牛膝、菟丝子、何首乌等品同用。因其还能明目，故尤多用于肝肾阴虚或精亏血虚之两目干涩，内障目昏。

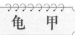

龟　甲

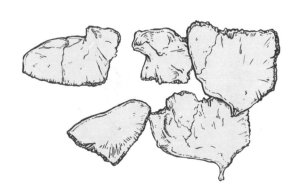

【药用部位】腹甲及背甲。

【性味】甘，寒。

【归经】肾、肝、心经。

【**功效**】滋阴潜阳，益肾健骨，养血补心，固经止崩。

【**用法**】煎服，9~24g，宜先煎。本品经砂炒醋淬后，更容易煎出有效成分，并除去腥气，便于制剂。

【**适应证与应用**】

阴虚阳亢， 阴虚内热， 虚风内动	对阴虚阳亢头目眩晕之证，本品兼能潜阳，常与天冬、白芍、牡蛎等品同用。治疗阴虚内热，骨蒸潮热，盗汗遗精者，常与滋阴降火之熟地黄、知母、黄柏等品同用。本品性寒，兼退虚热，治阴虚风动，神倦瘛疭者，宜与阿胶、鳖甲、生地黄等品同用
肾虚骨痿， 囟门不合	宜与紫河车、鹿茸、山药、当归等补脾益肾、益精养血之品同用，治疗小儿脾肾不足，阴血亏虚，发育不良，出现鸡胸、龟背、囟门不合者。
阴血亏虚，惊悸、 失眠、健忘	常与石菖蒲、远志、龙骨等品同用
崩漏， 月经过多	因本品长于滋养肝肾，性偏寒凉，故尤宜于阴虚血热，冲任不固之崩漏、月经过多。常与生地黄、黄芩、地榆等滋阴清热、凉血止血之品同用

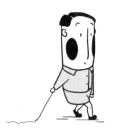

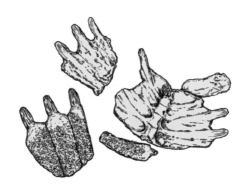

鳖 甲

【药用部位】背甲。

【性味】甘、咸，寒。

【归经】肝、肾经。

【功效】滋阴潜阳，退热除蒸，软坚散结。

【用法】煎服，9~24g。宜先煎。本品经砂炒醋淬后，便于有效成分煎出，可去其腥气，易于粉碎，方便制剂。

【适应证与应用】

肝肾阴虚证	对阴虚内热证，本品滋养之力不及龟甲，但长于退虚热、除骨蒸，故尤为临床多用。温病后期，阴液耗伤，邪伏阴分，夜热早凉，热退无汗者，常与牡丹皮、生地黄、青蒿等同用。治疗阴血亏虚，骨蒸潮热者，常与秦艽、地骨皮等同用。主治阴虚风动，手足瘛疭者，常与阿胶、生地黄、麦冬等同用
癥瘕积聚	常与活血化瘀、行气化痰药配伍，如鳖甲丸中以之与牡丹皮、桃仁、䗪虫、厚朴、半夏等同用

第二十三章　收涩药

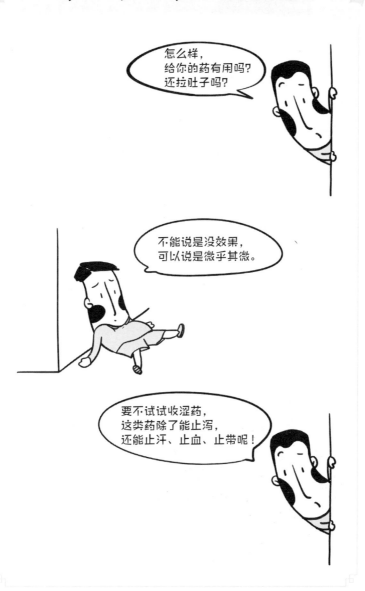

凡以收敛固涩，用以治疗各种滑脱病证为主的药物称为收涩药，又称固涩药。

本类药物味多酸涩，性温或平，主入肺、脾、肾、大肠经。有敛耗散、固滑脱之功。

本类药物分别具有固表止汗、敛肺止咳、涩肠止泻、固精缩尿、收敛止血、止带等作用。收涩药主要用于久病体虚、正气不固、脏腑功能衰退所致的自汗、盗汗、久咳虚喘、久泻、久痢、遗精、滑精、遗尿、尿频、崩带不止等滑脱不禁之证。

收涩药性涩敛邪，故凡表邪未解，湿热内蕴所致之泻痢、带下、血热出血，以及郁热未清者，均不宜用，误用有"闭门留寇"之弊。但某些收涩药除具有收涩作用之外，兼有清湿热、解毒等功效，则又当分别对待。

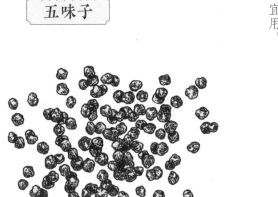

五味子

注意事项

凡表邪未解，内有实热，咳嗽初起，麻疹初期，均不宜用。

【药用部位】成熟果实。

【性味】酸、甘，温。

【归经】肺、心、肾经。

【功效】收敛固涩，益气生津，补肾宁心。

【用法】煎服，3~6g；研末服，1~3g。

【适应证与应用】

久咳虚喘	本品为治疗久咳虚喘之要药。治肺虚久咳，可与罂粟壳同用；治肺肾两虚喘咳，常与山茱萸、熟地黄、山药等同用；本品长于敛肺止咳，配伍麻黄、细辛、干姜等，可用于寒饮咳喘证
自汗，盗汗	治自汗、盗汗者，可与麻黄根、牡蛎等同用
遗精，滑精	治滑精者，可与桑螵蛸、附子、龙骨等同用；治梦遗者，常与麦冬、山茱萸、熟地黄、山药等同用
久泻不止	治脾肾虚寒久泻不止，可与吴茱萸同炒香研末，米汤送服；或与补骨脂、肉豆蔻、吴茱萸同用
津伤口渴，消渴	治热伤气阴，汗多口渴者，常与人参、麦冬同用；治阴虚内热，口渴多饮之消渴证，多与山药、知母、天花粉、黄芪等同用
心悸，失眠，多梦	治阴血亏损，心神失养，或心肾不交之虚烦心悸、失眠多梦，常与麦冬、丹参、生地黄、酸枣仁等同用

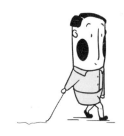

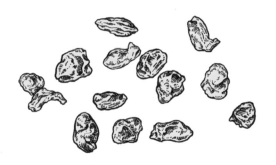

山茱萸

【药用部位】成熟果肉。

【性味】酸、涩，微温。

【归经】肝、肾经。

【功效】补益肝肾，收敛固涩。

【用法】煎服，5~10g，急救固脱 20~30g。

【适应证与应用】

腰膝酸软，头晕耳鸣，阳痿	本品为平补阴阳之要药。治肝肾阴虚，头晕目眩，腰酸耳鸣者，常与熟地黄、山药等配伍；治命门火衰，腰膝冷痛，小便不利者，常与肉桂、附子等同用；治肾阳虚阳痿者，多与补骨脂、巴戟天、淫羊藿等配伍，以补肾助阳
遗精滑精，遗尿尿频	本品于补益之中又具封藏之功，为固精止遗之要药。治肾虚精关不固之遗精、滑精者，常与熟地黄、山药等同用；治肾虚膀胱失约之遗尿、尿频者，常与覆盆子、金樱子、桑螵蛸等药同用

续表

崩漏,月经过多	治妇女肝肾亏损,冲任不固之崩漏及月经过多者,常与熟地黄、白芍、当归等同用;治脾气虚弱,冲任不固而漏下不止者,常与龙骨、黄芪、白术、五味子等同用
大汗不止,体虚欲脱	本品为防止元气虚脱之要药。治大汗欲脱或久病虚脱者,常与人参、附子、龙骨等同用
消渴证	多与生地黄、天花粉等同用

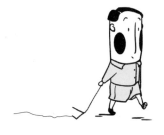

内 容 提 要

　　本书采用趣味漫画的方式，分别从中药学的渊源、中药的产地与采集、中药的炮制，中药的性能、配伍、用药禁忌、剂量与用法进行介绍，并选取常用中药，按其药用部位、性味、归经、功效、用法、适应证及注意事项逐一阐述，且配有手绘药材图片。本书内容丰富，通俗易懂，非常适合初学中医的人员及中医药爱好者阅读。

图书在版编目（CIP）数据

　　趣味中医本草 / 白极，曹飒丽编著 . — 北京：中国医药科技出版社，2022.2
　　（漫画中医系列）
　　ISBN 978-7-5214-2748-6

　　Ⅰ . ①趣… 　Ⅱ . ①白… ②曹… 　Ⅲ . ①中草药—普及读物
Ⅳ . ① R28-49

　　中国版本图书馆 CIP 数据核字（2021）第 217740 号

美术编辑　陈君杞
版式设计　也　在

出版　**中国健康传媒集团** | 中国医药科技出版社
地址　北京市海淀区文慧园北路甲 22 号
邮编　100082
电话　发行：010-62227427　邮购：010-62236938
网址　www.cmstp.com
规格　880 × 1230 mm $^1/_{32}$
印张　7 $^1/_2$
字数　201 千字
版次　2022 年 2 月第 1 版
印次　2022 年 2 月第 1 次印刷
印刷　三河市万龙印装有限公司
经销　全国各地新华书店
书号　ISBN 978-7-5214-2748-6
定价　45.00 元

获取新书信息、投稿、为图书纠错，请扫码联系我们。